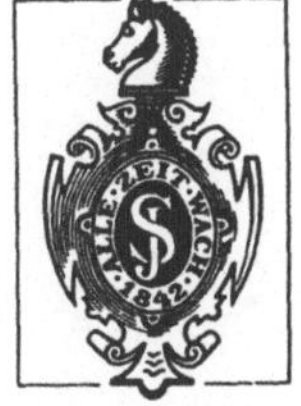

H. Goebell P. Layer (Hrsg.)

Störungen der Motilität des oberen Gastrointestinaltraktes

Mit 38 Abbildungen und 11 Tabellen

Springer-Verlag

Berlin Heidelberg New York
London Paris Tokyo
Hong Kong Barcelona
Budapest

Prof. Dr. med. Harald Goebell   PD Dr. med. Peter Layer
Abteilung Gastroenterologie, Zentrum für innere Medizin
Universitäts-Klinikum Essen, Hufelandstraße 55,
4300 Essen 1

ISBN-13:978-3-540-55584-1   e-ISBN-13:978-3-642-77589-5
DOI: 10.1007/978-3-642-77589-5

Die Deutsche Bibliothek – CIP-Einheitsaufnahme
Störungen der Motilität des oberen Gastrointestinaltraktes /
H. Goebell, P. Layer (Hrsg.). – Berlin; Heidelberg; New York;
London; Paris; Tokyo; Hong Kong; Barcelona; Budapest: Springer 1992
ISBN-13:978-3-540-55584-1
NE: Goebell, Harald [Hrsg.]

Satz: Mitterweger Werksatz GmbH, Plankstadt

19/3130-5 4 3 2 1 0 – Gedruckt auf säurefreiem Papier

Inhaltsverzeichnis

Autorenverzeichnis

Adler, Guido, Prof. Dr. med.
Direktor der Abt. Innere Medizin, Univ.-Klinikum Ulm,
Robert-Koch-Str. 8, 7900 Ulm

Goebell, Harald, Prof. Dr. med.
Direktor der Abt. Gastroenterologie, Zentrum für innere
Medizin, Univ.-Klinikum Essen, Hufelandstr. 55, 4300 Essen 1

Gregory, Peter Colin, Dr. med.
Solvay-Deutschland GmbH, Hans-Böckler-Allee 20,
3000 Hannover 1

Katschinski, Martin, Dr. med.
Abt. Gastroenterologie, Zentrum für innere Medizin,
Univ.-Klinikum Marburg, Baldingerstr., 3550 Marburg

Layer, Peter, Priv.-Doz. Dr. med.
Abt. Gastroenterologie, Zentrum für innere Medizin,
Univ.-Klinikum Essen, Hufelandstr. 55, 4300 Essen 1

Niederau, Claus, Priv.-Doz. Dr. med.
Abt. Gastroenterologie, Medizinische Univ.-Klinik C,
Univ.-Klinikum Düsseldorf, Moorenstr. 5, 4000 Düsseldorf

Schirra, Jörg, Dr. med.
Abt. Gastroenterologie, Zentrum für innere Medizin,
Univ.-Klinikum Marburg, Baldingerstr., 3550 Marburg

von der Ohe, Manfred, Dr. med.
Abt. Gastroenterologie, Zentrum für innere Medizin,
Univ.-Klinikum Essen, Hufelandstr. 55, 4300 Essen 1

Winkelmann, Regina, Dr. med.
Abt. Gastroenterologie, Medizinische Univ.-Klinik C,
Univ.-Klinikum Düsseldorf, Moorenstr. 5, 4000 Düsseldorf

Physiologie der Motilität des oberen Gastrointestinaltrakts

P. Layer

Beim gesunden Menschen lassen sich 2 grundlegende gastrointestinale Motilitätsmuster nachweisen: im Nüchternzustand, d. h. in Abwesenheit endogener oder exogener Stimuli, findet sich ein charakteristisches zyklisches Motilitätsmuster, die interdigestive Motilität. Ingestion einer Mahlzeit induziert und unterhält demgegenüber im gesamten Magen und Dünndarm eine gleichförmig-kontinuierliche motorische Aktivität, die digestive Motilität.

Elektrophysiologie

Die Kontraktionen der Darmwand haben ein spezifisches myoelektrisches Korrelat [4]. Hierbei lassen sich basale und stimulierte myoelektrische Aktivitäten unterscheiden. Die sog. „slow waves" sind Depolarisationswellen, die von einem Schrittmacherzentrum kontinuierlich nach aboral propagieren; sie entsprechen der myoelektrischen Grundaktivität. Ihre Frequenz liegt im Bereich des Magens bei etwa 3 Depolarisationen pro min, im proximalen Dünndarm bei etwa 11–12 Kontraktionen pro min und im unteren Dünndarm bei etwa 8 Kontraktionen pro min. Das Kolon ist von dieser Aktivität funktionell abgekoppelt und unterhält nebeneinander unterschiedliche Frequenzen mit inhomogener Verteilung in den einzelnen Dickdarmabschnitten [13]. Die Frequenz und Ausbreitung dieser „slow waves" determinieren die an einem definierten Darmabschnitt maximal mögliche Frequenz sowie die Propagation der Kontraktionen; sie allein induzieren aber noch keine motorische Antwort der glatten Muskulatur. Hierzu ist das Überwinden einer Reizschwelle erforderlich, die das Auftreten zusätzlicher rapider Entladungen induziert. Diese werden als Spike- oder Aktionspotentiale („spikes") bezeichnet und lösen die motorische Antwort aus. Zahl und Frequenz der Spikes determinieren Kraft und Dauer der Kontraktion. Entscheidend für das Auftreten und den Charakter einer Kontraktion ist daher die Kopplung der Aktionspotentiale an den elektrischen Grundrhythmus. Die Regulation dieser Kopplung erfolgt über neurale Reflexe und hormonale sowie wahrscheinlich auch parakrine Mechanismen [7].

Digestive Motilität

Das digestive intestinale motorische Aktivitätsmuster ist durch eine gleichförmige, während der gesamten postprandialen Periode anhaltende Abfolge von Kontraktionen unregelmäßiger Frequenz und unterschiedlicher Amplitude charakterisiert. Dieses Kontraktionsmuster läßt sich sowohl im Magenantrum als auch im gesamten Dünndarm nachweisen. Demgegenüber lassen sich manometrisch im Magenfundus physiologischerweise keine phasischen Kontraktionen, sondern langsame Änderungen der Wandspannung nachweisen [10].

Magen

Der Übertritt von Nahrung aus der Speiseröhre in den Magen führt zu einer Abnahme des Wandtonus der proximalen Magenanteile (rezeptive bzw. adaptive Relaxation), die vagal vermittelt wird. Hierdurch wird ein jeweils ausreichendes Reservoir für unterschiedlich große Nahrungsmengen bereitgestellt. Auf diese Weise können selbst größere Volumina in den Magen aufgenommen werden, ohne daß der intraluminale Druck ansteigt [11].

Im weiteren postprandialen Verlauf ist die Änderung des Magenwandtonus von großer Bedeutung für die Regulation der Magenentleerung. Insbesondere die Entleerung von Flüssigkeiten wird in erster Linie durch eine allmähliche Zunahme des Fundustonus determiniert. Die Zunahme des Fundustonus (und somit die Entleerungsgeschwindigkeit) richtet sich hierbei nach der kalorischen Dichte des Mageninhalts; kalorienreicher Chymus bewirkt eine Hemmung des Fundustonus und wird somit langsamer entleert, ein kalorienarmer Mageninhalt wird entsprechend schneller ausgetrieben (Abb. 1). Die Vermittlung erfolgt über nervale und hormonale Reflexe und wird durch enterische und zentralnervöse Einflüsse weiter moduliert [1].

Die Motilität des Antrums unterscheidet sich formal und funktionell erheblich von der des Magenfundus: Füllung des Magens mit einer festen Mahlzeit stimuliert das Antrum zu phasischen Kontraktionen, die zu einer intraluminalen Druckerhöhung bis auf über 100 mmHg führen können. Diese ringförmigen peristaltischen Wellen treiben den Mageninhalt wiederholt gegen den sich koordiniert schließenden Pylorus, wobei feste Partikel zerrieben, zerkleinert und – begünstigt durch die gleichzeitige Einwirkung von Magensäure und Pepsin – in eine Suspension kleinster Partikelchen überführt werden (antrale Mühle). Unterschreitet deren Größe einen Durchmesser von ca. 1–2 mm, ist die Austreibung dieser Partikel mit der flüssigen Komponente des Mageninhalts über eine Steigerung des Fundustonus möglich

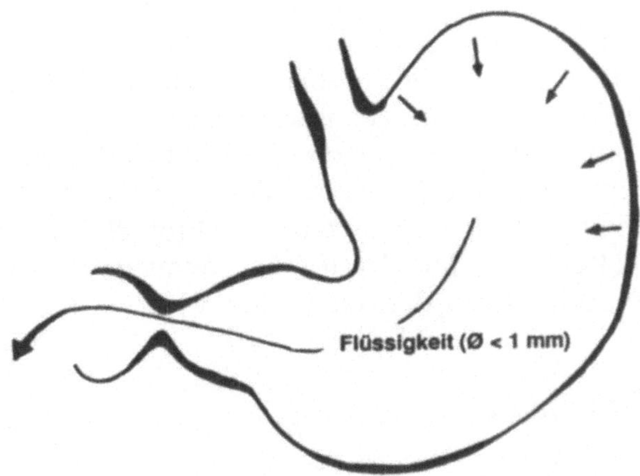

Abb. 1. Schematische Darstellung der Entleerung der flüssigen Komponente des Mageninhalts. Die Entleerungsgeschwindigkeit wird in erster Linie durch die Zunahme des Tonus der proximalen Magenregion kontrolliert

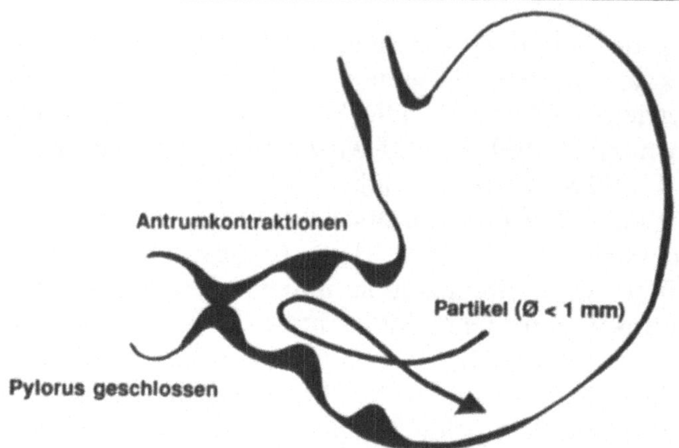

Abb. 2. Schematische Darstellung der Entleerung der festen Bestandteile des Mageninhalts. Diese werden durch kräftige Kontraktionen der Antrumwand zerrieben („antrale Mühle"), bis der Durchmesser 1–2 mm unterschreitet

(s. oben); demgegenüber werden größere Bestandteile immer wieder in den Magen zurückbefördert (Abb. 2). Hierdurch übt die antropylorische Region eine Siebfunktion aus (Übersicht bei [11]). Solide Nahrungsbestandteile mit größerem Durchmesser, die durch das Magenantrum nicht zerkleinert werden können, können physiologischerweise nicht in der digestiven Periode aus dem Magen entleert werden. Hierzu zählen in erster Linie kompakte Nahrungsschlacken, Fremdkörper, säureresistente Tabletten u. ä. Die Entleerung derartiger Partikel erfolgt in der interdigestiven Periode (s. unten).

Dünndarm

Im Vergleich zum Magen sind die Kontraktionen im Dünndarm kürzer und von höherer Frequenz. Typischerweise bestehen nebeneinander propagierte (peristaltische) Kontraktionsfronten und segmentierende (gleichzeitig an verschiedenen Darmabschnitten auftretende) Kontraktionen (Abb. 3). Darüber hinaus kommt es auch zu solitären Kontraktionen umschriebener Stellen, die nicht erkennbar mit Nachbarregionen koordiniert werden. In

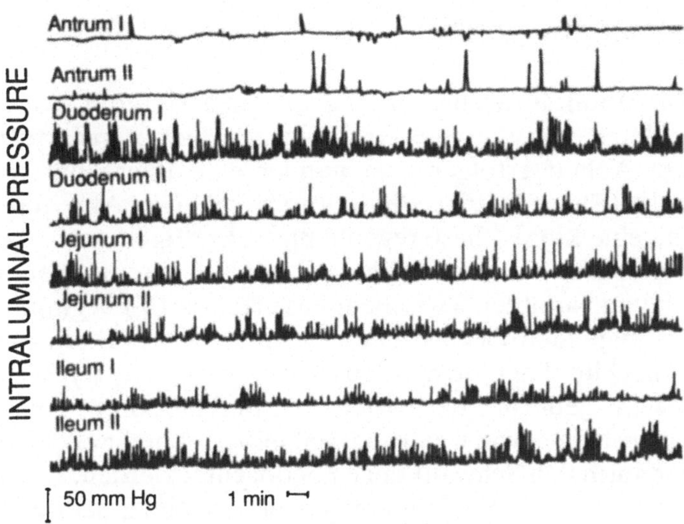

Abb. 3. Manometrische Ableitung der postprandialen gastrointestinalen Motilität beim Menschen

der Summe bewirkt diese motorische Aktivität eine fortwährende Durchmischung des Inhalts mit den Verdauungssekreten sowie eine optimale Verteilung über die resorbierende Mukosa. Die peristaltischen Kontraktionsfronten, deren Propagation meist nur über kürzere Segmente abläuft, bewirken einen aboralen Transit des Inhalts. Allerdings tragen auch die segmentierenden und solitären Kontraktionen zur aboralen Passage des Chymus bei, da die mittlere Frequenz der Kontraktionen von oral nach aboral abnimmt und sich somit eine Nettobewegung von proximal nach distal ergibt [9].

Das digestive Motilitätsmuster kann durch zephale und gastrale Reize stimuliert werden, wird aber insbesondere durch die Gegenwart von Nahrungsbestandteilen im Darmlumen induziert und aufrechterhalten. Die Abgabe von Nahrungsbestandteilen aus dem Magen in den Darm wiederum hängt naturgemäß vom Umfang der Mahlzeit, aber auch von der Geschwindigkeit der Magenentleerung ab, die ihrerseits von der Kaloriendichte bestimmt wird. Allerdings spielen eine Vielzahl weiterer Faktoren (zirkardianer Rhythmus, Füllung des distalen Darms, Psyche etc.) ebenfalls eine Rolle.

Nüchternmotilität

Die Motilität des nüchternen Zustands (interdigestive Motilität) ist durch ein zyklisches Grundmuster charakterisiert. In regelhaftem Ablauf erfolgen aufeinander eine Phase der motorischen Ruhe (Phase I), eine Phase unregelmäßiger Aktivität (Phase II) und eine kurze Phase regelmäßiger, kräftiger, nach aboral propagierter Kontraktionen (Phase III). Nach einer kurzen, inkonstanten und variablen Zwischenphase (Phase IV) beginnt die Phase I des folgenden Zyklus. Die Gesamtlänge des motorischen Nüchternzyklus liegt beim Menschen meistens bei 100–120 min, es besteht jedoch eine große Schwankungsbreite, so daß auch Zykluslängen von weniger als 60 min oder mehr als 4 h im Rahmen der normalen Schwankungen beobachtet werden. Diese zyklische Motilität wird sowohl im Magen als auch im gesamten Dünndarm beobachtet [3, 4, 12, 14]; sie wird von periodischen Änderungen der sekretorischen Aktivität der Verdauungsdrüsen begleitet [5, 8, 15].

Phase I

Die Phase der motorischen Inaktivität ist beim wachen Menschen meist kurz; in der Regel umfaßt sie zwischen 5 und 15 % der Zyklusdauer. Demgegenüber ist die Phase I die dominante Phase im Schlaf und nimmt hier den größten Teil des Zyklus ein, meist 70–80 %. In Phase I besteht nicht nur motorische, sondern auch sekretorische Inaktivität: die Magensekretion ist minimal, der Gallefluß ins Duodenum sistiert, und die unstimulierte Pankreassekretion ist ebenfalls sehr gering.

Phase II

Phase II ist durch intermittierende, unregelmäßige Kontraktionen von unterschiedlicher Kraft und unregelmäßiger Frequenz charakterisiert. Formal ähnelt sie daher dem digestiven Motilitätsmuster. Beim wachen Menschen ist Phase II die dominante Aktivität des Zyklus, die bis 80 % der periodischen Aktivität ausmacht. Während des Schlafs nimmt die Phase II entsprechend der Zunahme der Phase I stark ab und ist nur über einen kurzen Zeitraum nachweisbar. Es gibt Hinweise, daß die Motilität von Phase II vorwiegend durch cholinerge Mechanismen kontrolliert wird [8]. Parallel zur motorischen Aktivität verhalten sich auch die Sekretionsraten von Magen, Pankreas sowie Galle [8].

Phase III

Phase III schließt den interdigestiven Zyklus ab. Hierbei handelt es sich um regelmäßige und kräftige Kontraktionen in der maximal möglichen Frequenz. Entsprechend der Frequenz der Slow-wave-Aktivität beträgt diese etwa 3 Kontraktionen pro min im distalen Magen, 11–12 Kontraktionen pro min im proximalen Dünndarm und etwa 8–9 Kontraktionen pro min im distalen Dünndarm. Die Kontraktionen der Phase III propagieren nach aboral, mitunter bis zur Ileozökalklappe. Ihr Ursprung kann im Magen oder im oberen Dünndarm liegen (Abb. 4). Die Dauer der

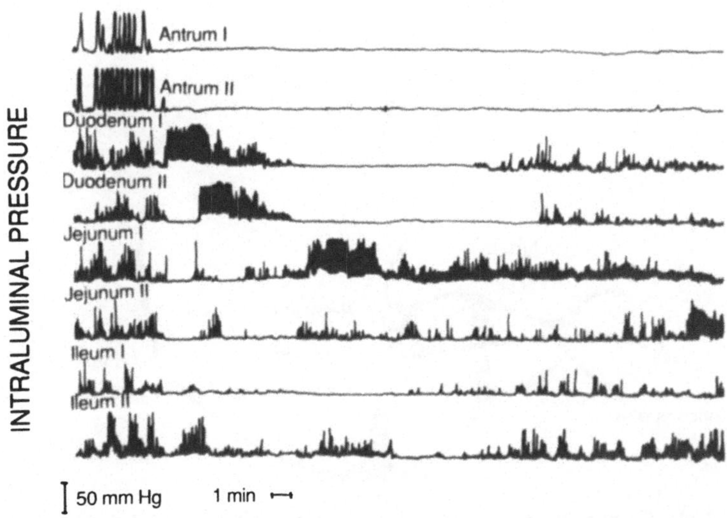

Abb. 4. Manometrische Ableitung der interdigestiven gastrointestinalen Motilität beim Menschen. Dargestellt ist eine Phase III, die mit abnehmender Geschwindigkeit nach distal migriert und von einer Phase I gefolgt wird

Phase III beträgt meist 5–7 min. Mit Beginn von Phase III erreichen die Nüchternsekretionsraten von Magen, Galle und Pankreas hohe Werte.

Bedeutung der Nüchternmotilität

Durch die Koordination von propulsiver motorischer Aktivität und hohen Sekretionsraten der digestiven Drüsen [5, 8, 15] kann eine Entleerung des Magens und des Dünndarms von Fremdkörpern oder unverdaulichen Nahrungsschlacken erfolgen. Diese werden aufgeschwemmt und nach aboral bis ins Kolon abtransportiert. Diese mechanische Reinigung wird durch die enzymatische Aktivität der Verdauungssekrete unterstützt. Insbesondere für die Entleerung des Magens von prandial nicht zerkleinerbaren Bestandteilen (Schlacken, Fremdkörper, säureresistente Tabletten oder Kapseln) ist eine regelrechte Nüchternmotilität von großer Bedeutung (Abb. 5). Es gilt als gesichert, daß sie auch einer bakteriellen Besiedlung des Dünndarms entgegenwirkt, die bei Störungen der zyklischen Nüchternaktivität gehäuft beobachtet werden kann [16].

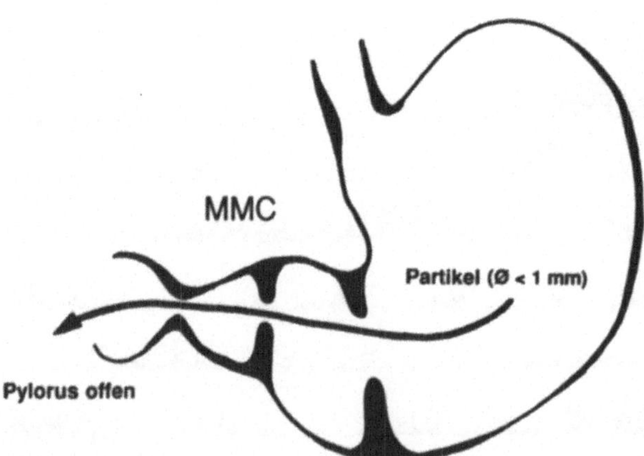

Abb. 5. Schematische Darstellung der Entleerung resistenter Partikel im Nüchternzustand durch kräftige, peristaltische Kontraktionen der Phase III des interdigestiven Zyklus (*MMC* „migrating myoelectric complex")

Regulationsmechanismen

Die Motilität des Verdauungstrakts wird durch Zusammenwirken hormonaler und nervaler Mechanismen kontrolliert. Die Bedeutung der meisten Peptidhormone und Neurotransmitter ist nur ungenügend aufgeklärt. Nervus vagus und sakrale parasympathische sowie thorakolumbale sympathische Fasern repräsentieren die wichtigsten extrinsischen nervalen Einflüsse. Die prävertebralen sympathischen Ganglien dienen zusätzlich zur Integration dieser Komponenten.

Von zentraler Bedeutung ist das intrinsische enterische Nervensystem, das ein ausgedehntes neurales Netzwerk in der Darmwand bildet und durch seine komplexe Verschaltung und die Vielzahl der verwendeten Neurotransmitter mit exhibitorischen und inhibitorischen Regelkreisen unter Verwendung von etwa 100 Mio. Neuronen die Motilität entscheidend kontrolliert. Durch das enterische Nervensystem können luminale und zentralnervöse Impulse weitgehend autonom integriert und mittels programmierter Reflexmuster in die physiologische motorische Antwort umgesetzt werden. Dies erfolgt über die Modulation der Spikeslow-wave-Kopplung. Die Regelkreise sowie die Aktivität am Zielorgan wird durch die Einflüsse hormonaler Mechanismen weiter moduliert und angepaßt. Störungen dieser neurohormonalen Kontrollmechanismen können schwere Motilitätsstörungen verursachen [2, 6, 10]; diese Aspekte sind an anderer Stelle (Beitrag „Pathophysiologie von Motilitätsstörungen im oberen Gastrointestinaltrakt") eingehender dargestellt.

Die Regulation der gastrointestinalen Motorik erfolgt wahrscheinlich durch eine komplexe Interaktion nervaler und hormonaler Mechanismen (Abb. 6) [7]. Eine zentrale Stellung hat hierbei die Aktivität des Plexus myentericus der Darmwand. Das cholinerge Nervensystem spielt eine wichtige Rolle bei der Stimulation der Motilität, während dopaminerge Fasern einen hemmenden Einfluß ausüben. Diese Wirkungsmechanismen lassen sich therapeutisch nutzen. In den letzten Jahren hat sich das Interesse an gezielter pharmakologischer Beeinflussung der Motilität auch auf andere Mediatorsysteme ausgeweitet, so auf die Peptidhormone Motilin und Cholezystokinin sowie auf Neurotransmitter wie Somatostatin, Serotonin oder Endorphine. Die

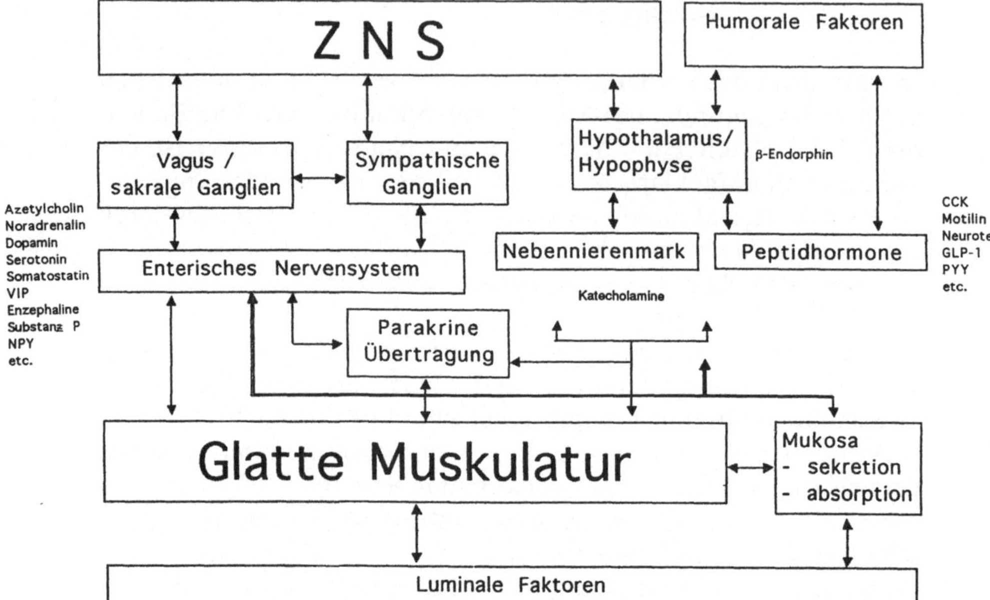

Abb. 6. Regulation der gastrointestinalen Motilität durch Interaktion nervaler und humoraler Mechanismen (*CCK* Cholecystokinin, *GLP-1* „glucagon like peptide-1", *NPY* Neuropeptid Y, *PYY* Peptid YY, *VIP* vasoaktives intestinales Peptid). (Mod. nach [10])

meisten dieser Überträgerstoffe binden an mehrere unterschiedliche Rezeptorsubtypen, die wiederum verschiedenartige motorische Antworten auslösen können [7]. Die genauen Kontrollmechanismen der differenzierten motorischen Aktivitäten des menschlichen Gastrointestinaltakts sind dementsprechend zum gegenwärtigen Zeitpunkt noch ungenügend erforscht.

Literatur

1. Azpiroz F, Malagelada J-R (1985) Intestinal control of gastric tone. Am J Physiol 249: G501–G509
2. Camilleri M, Brown ML, Malagelada JR (1986) Relationship between impaired gastric emptying and abnormal gastrointestinal motility. Gastroenterology 91: 94–98

3. Code CF, Marlett JA (1975) The interdigestive myo-electric complex of the stomach and small bowel of dogs. J Physiol 246: 298–309
4. Code CF, Schlegel JF (1973) The gastrointestinal interdigestive housekeeper: motor correlates of the interdigestive myoelectric complex of the dog. In: Daniel EE (ed) Proc 4th Int Symp GI Motility. Mitchell, Vancouver, pp 631–634
5. DiMagno EP, Hendricks JC, Go VLW, Dozois RR (1979) Relationship among canine fasting pancreatic and biliary secretions, pancreatic duct pressure, and duodenal phase III motor activity – boldyreff advisited. Dig Dis Sci 24: 689–693
6. Dubois A (1989) Gastric dysrhythmias: pathophysiologic and etiologic factors. Mayo Clin Proc 64: 246–250
7. Layer P, Allescher HD (1992) Grundlagen der medikamentösen Therapie von Motilitätsstörungen. In: Goebell H (Hrsg) Gastroenterologie. Urban & Schwarzenberg, München Wien Baltimore, S 360–366
8. Layer P, Chan ATH, Go VLW, DiMagno EP (1988) Human pancreatic secretion during phase II antral motility of the interdigestive cycle. Am J Physiol 254: G249–G253
9. Layer P, Kölbel CBM (1992) Gastrointestinale Motilität. In: Goebell H (Hrsg) Gastroenterologie. Urban & Schwarzenberg, München Wien Baltimore, S 49–52
10. Malagelada J-R, Camilleri M, Stanghellini V (1986) Manometric diagnosis of gastrointestinal motility disorders. Thieme-Stratton, New York
11. Meyer JH (1987) Motility of the stomach and the gastroduodenal junction. In: Johnson LR (ed) Physiology of the gastrointestinal tract. Raven, New York, pp 613–630
12. Sarna SK (1985) Cyclic motor activity; migrating motor complex: 1985. Gastroenterology 89: 894–913
13. Sarna SK, Condon RE, Cowles V (1984) Colonic migrating and non-migrating motor complexes in dogs. Am J Physiol 246: G355–G360
14. Szurszewski JH (1969) A migrating electric complex of the canine small intestine. Am J Physiol 217: 1757–1763
15. Vantrappen G, Peeters TL, Janssens J (1979) The secretory component of the interdigestive migrating motor complex in man. Scand J Gastroenterol 14: 664–667
16. Vantrappen G, Janssens J, Hellemans J, Ghoos Y (1977) The interdigestive motor complex of normal subjects and patients with bacterial over-growth of the small intestine. J Clin Invest 59: 1158–1166

Pathophysiologie von Motilitätsstörungen im oberen Gastrointestinaltrakt

M. von der Ohe

Motilität des intakten Magens und Dünndarms

Der intakte Magen besteht aus 2 aufeinander abgestimmten Funktionseinheiten [31]. Der proximale Magen akkommodiert postprandial [12], indem sich das Magenvolumen reflektorisch an das Volumen des aufgenommenen Speisebreis ohne eine signifikante Erhöhung des intragastralen Drucks anpaßt. Durch anhaltende tonische Funduskontraktion erfolgt über diese Regulation des intragastralen Drucks dann eine rasche, exponentielle Entleerung flüssiger Nahrungsbestandteile [25]. Die Entleerungsgeschwindigkeit von Flüssigkeiten wird darüber hinaus vom Flußwiderstand im antropylorischen Segment und proximalen Duodenum sowie von der intakten Koordination dieser Abschnitte bestimmt.

Phasische, hochamplitudige (>100 mmHg) antropylorische Kontraktionen bewirken eine intragastrale Zerkleinerung fester Nahrungsbestandteile bis zu einer Partikelgröße von <1 mm. Diese antralen Kontraktionen, die durch einen im proximalen Magenkorpus lokalisierten Schrittmacher zu starken, pyloruswärts gerichteten peristaltischen Wellen (maximale Frequenz 3/min) koordiniert werden, führen zu einer Verkleinerung des antralen Lumens [13]. Feste, noch nicht ausreichend zerkleinerte Nahrungselemente prallen gegen den für >1 mm messende Partikel undurchlässigen Pylorus und werden in das proximale Antrum zurückgeschleudert, durchmischt und weiter zerkleinert [31]. Dadurch werden diese Partikel der Aktivität von Magensäure und Enzymen optimal ausgesetzt. Der intakte antropylorische Übergang spielt somit eine wichtige Rolle als Diskriminator der Partikelgröße von festen Nahrungsbestandteilen, bevor sie den

Dünndarm erreichen [31, 46]. Diese Zerkleinerungs- und Durchmischungsvorgänge bedingen eine initiale Verzögerung („lag phase") der anschließend linear verlaufenden Entleerung solider Nahrungspartikel („post lag phase") [25].

Mechanisch und chemisch nicht zerkleinerbare Nahrungsbestandteile werden nicht unmittelbar postprandial entleert, sondern zunächst im Magen retiniert [45, 47]. Ihre Entleerung erfolgt mit Auftreten des für den Nüchternzustand charakteristischen migrierenden motorischen Komplexes (MMC) [14]. Dieser besteht aus einer Phase motorischer Inaktivität (Phase I), mäßiger Aktivität (Phase II) und einer wenige min dauernden, nach distal fortgeleiteten Aktivitätsfront (Phase III), die im Antrum (3 Kontraktionen/min) oder proximalen Duodenum (11–12 Kontraktionen/min) beginnt und bis in den distalen Dünndarm fortgeleitet wird [14, 59]. Dem MMC kommt die physiologische Bedeutung einer Reinigungsfunktion des proximalen Gastrointestinaltrakts von unverdauten Nahrungsresten, Zelldebris und Sekretionsrückständen zu, die eine potentielle bakterielle Fehlbesiedelung und Bezoarformation verhindert („housekeeper") ([31], (vgl. hierzu auch Kap. 1).

Diagnostik von Motilitätsstörungen

Zur Diagnose klinisch relevanter Motilitätsstörungen sind Untersuchungen im Nüchtern- und postprandialen Zustand erforderlich.

Als Standardtest zur Messung von postprandialer Magenentleerung und Dünndarmtransit dienen radioaktive Substanzen mit kurzer Halbwertszeit; flüssige und feste Nahrungsbestandteile werden getrennt markiert (z. B. Tc99m–DTPA, J131–Pflanzenfasern, In111–Ei, [8, 37, 40, 58]). Dadurch ist eine genauere Lokalisation der Motilitätsstörung innerhalb des proximalen Verdauungstrakts möglich.

Motilitätsstörungen beruhen entweder auf einer Störung der muskulären Funktion (Myopathie), auf einer Fehlfunktion der muskulären Innervation (Neuropathie) oder auf einer Kombination beider Elemente (Abb. 1). Die Identifikation des zugrundeliegenden Pathomechanismus gelingt mit Hilfe der kontinuierli-

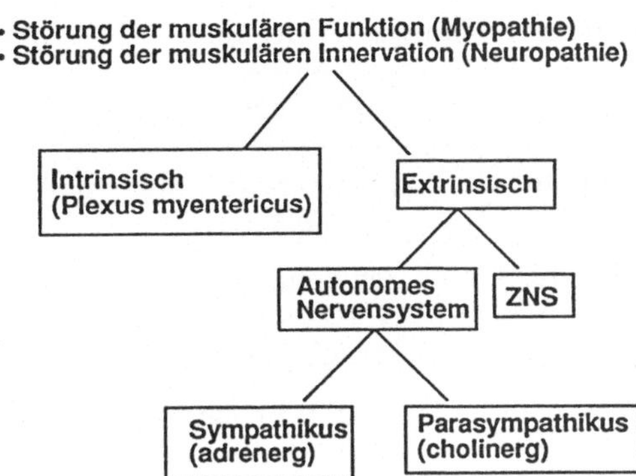

Abb. 1. Klassifikation
von Motilitätsstörungen

chen, multiplen und simultanen Aufzeichnung der phasischen Darmwandkontraktionen durch manometrische Messung der intraluminalen Druckänderungen [42]. Dazu ist die Intubation des proximalen Gastrointestinaltrakts mit pneumohydraulischen, perfundierten Multilumensonden erforderlich [1]. Beurteilt werden Amplitude, Frequenz, Muster und Koordination der Kontraktionen im Nüchternzustand und nach Einnahme einer standardisierten Probemahlzeit mit flüssigen und festen Bestandteilen.

Motilitätsstörungen am Magen

Gastroparese

Als Gastroparese bezeichnet man ein akutes oder chronisches Krankheitsbild ohne einheitliche Ursache, das durch wiederholte, intermittierende Übelkeit und Erbrechen sowie postprandiales Druck- und Völlegefühl charakterisiert ist [62], (Tabelle 1). Gelegentlich stehen typische Komplikationen chronischen Erbrechens – Mallory-Weiss-Syndrom und metabolische Alkalose – im Vordergrund [42].

Radiologische Zeichen der Stase im Rahmen einer Kontrastmittelpassage und endoskopischer Nachweis intragastraler Flüssigkeits- und Nahrungsretention trotz adäquater Nahrungskarenz ohne Anhalt für eine mechanische Obstruktion bzw. Schleimhautläsion erhärten die klinische Diagnose [54, 62].

Tabelle 1. Häufige Ursachen der Gastroparese

Typ	Pathomechanismus
Idiopathisch	? Assoziation mit viraler Gastroenteritis ? Tachygastrie
Diabetisch	Schädigung der cholinergen Bahnen des autonomen Nervensystems („Autovagotomie"), gestörter gastraler MMC, postprandiale Hypomotilität
Postoperativ	Zustand nach Vagotomie/Antrektomie, inadäquater Magentonus, gestörter gastraler MMC, postprandiale antrale Hypomotilität
Radiogen	? Schädigung des autonomen Nervensystems
Medikamentös	Sympathomimetika, Narkotika (Opiate)

Idiopathische Gastroparese. In der Mehrzahl der Fälle gelingt eine Identifikation der auslösenden Ursache nicht. Bisweilen tritt diese idiopathische Gastroparese mit grippeähnlichen Prodomien und in der Folge einer viralen Gastroenteritis auf [44]. Die Magenentleerung für feste Speisen ist verzögert, während Flüssigkeiten normal entleert werden [48]. Manometrisch findet sich postprandiale Hypomotilität (verminderte Frequenz mit normaler Amplitude, normale Frequenz mit verminderter Amplitude, Mischbild), und häufig ist auch die Nüchternmotilität gestört (fehlende Phase III des gastralen MMC, [42]). Gelegentlich ist die idiopathische Gastroparese mit einer Tachygastrie (abnorm schnell feuernder gastraler Schrittmacher) assoziiert [57].

Diabetische Gastroparese. Bei weniger als 1 % aller Diabetiker manifestiert sich eine diabetische Gastroparese als Ausdruck der Magenbeteiligung im Rahmen der diabetischen viszeralen Neuropathie [22]. Sie ist dennoch die häufigste Form unter den erworbenen Neuropathien des Gastrointestinaltrakts. Patienten mit diabetischer Gastroparese, aber auch asymptomatische Diabetiker haben eine verlangsamte Magenentleerung; feste Nahrungsbestandteile sind stärker als flüssige betroffen, weil die beobachtete postprandiale antrale Hypomotilität zu reduzierter

Fähigkeit der Zerkleinerung fester Speisen führt [11, 23, 26, 30, 36, 38, 50, 55]. Im Nüchternzustand kann die gastrale Komponente des MMC fehlen. Somit ist auch die spätpostprandiale Entleerung unverdaulicher Nahrungsbestandteile beeinträchtigt, und die Entstehung eines Magenbezoars wird begünstigt [5]. Darüber hinaus finden sich gestörte Muster pylorischer und Dünndarmmotilität als Ausdruck der generalisierten gastrointestinalen Viszeropathie [6, 43]. Der diabetischen Gastroparese liegt vermutlich eine Schädigung der cholinergen Bahnen des extrinsischen autonomen Nervensystems zugrunde („Autovagotomie", [17, 22, 27, 34]). Intrinsisches Nervensystem (Plexus myentericus) und glatte Muskulatur sind intakt.

Postoperative Gastroparese. Bei den meisten asymptomatischen Patienten mit Zustand nach Vagotomie und Antrektomie ist die Magenentleerung in den ersten Monaten nach der Operation verlangsamt [28]. Sehr wenige Patienten entwickeln allerdings eine Gastroparese im Rahmen einer postoperativen Magenatonie mit z. T. ausgeprägter intragastraler Nahrungsretention [32]. Der Pathomechanismus beruht wahrscheinlich auf einem inadäquaten Magentonus [4, 29]. Manometrisch finden sich zudem postprandiale antrale Hypomotilität und ein schwach entwickelter interdigestiver gastraler MMC [39].

Andere Ursachen. Selten tritt eine Gastroparese als Folge von Medikamenteneinnahme (Sympathomimetika) oder einer strahlenbedingten Schädigung des autonomen Nervensystems (abdominelle Radiatio) auf [35]. In diesem Zusammenhang ist eine sorgfältige, detaillierte Anamnese von besonderer Bedeutung.

Motilitätsstörungen des operierten Magens

Häufig geklagte Beschwerden nach einer Magenoperation (Übelkeit, Erbrechen, postprandiales Völlegefühl, epigastrischer Schmerz) können Folge einer durch den Eingriff veränderten anatomischen Struktur und daraus resultierenden gestörten Motilität im oberen Gastrointestinaltrakt sein. In Abhängigkeit von der Art der Operation können die Akkommodation des Magens und/oder die Magenentleerungsgeschwindigkeit für flüssige und feste Nahrungsbestandteile sowie die Dünndarmtransitgeschwindigkeit gestört sein.

Die **proximale Vagotomie** hat die cholinerge Denervation des Magenfundus und dadurch eine herabgesetzte Akkommodationsfähigkeit zur Folge. Daraus resultiert eine beschleunigte Entleerung flüssiger Nahrungsbestandteile [60]. Klinisches Korrelat der beeinträchtigten Akkommodationsfähigkeit können postprandiales Völlgegühl und epigastrisches Druckgefühl sein. Da die antropyloroduodenale Koordination intakt ist, bleiben die für die Entleerung und Zerkleinerung fester Nahrungsbestandteile verantwortlichen Mechanismen unbeeinträchtigt (Abb. 2).

Die **nichtselektive Vagotomie** umfaßt darüber hinaus die vagale Denervation des Antrums und resultiert daher in antraler Hypomotilität mit herabgesetzter Frequenz, aber normaler Kontraktionsamplitude sowie beeinträchtigter Zerkleinerung fester Nahrungsbestandteile [47]. Ohne die obligate Pyloroplastik käme es zu gastraler Stase. Durch die Pyloroplastik wird zwar diese Nahrungsretention verhindert, aber auf Kosten der im antropylorischen Segment stattfindenden Partikeldiskrimination [47]. Somit gelangen nicht ausreichend zerkleinerte Nahrungsbestandteile in den Dünndarm. Da die intraluminale Digestion ein

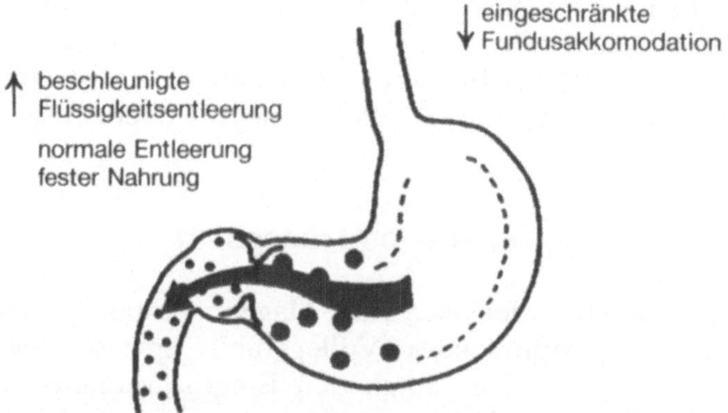

Abb. 2. Pathophysiologie der Magenentleerung nach proximaler selektiver Vagotomie. (Nach [42])

oberflächen- und somit teilchengrößenabhängiger Prozeß ist, können Maldigestion und Malabsorption resultieren (Abb. 3).

Magenresektion. Durch die Resektion proximaler Magenanteile werden Totalkapazität und Akkommodationsfähigkeit des Restmagens verringert. Eine beschleunigte Magenentleerung ist die Folge [61]. Die Kombination einer Antrumresektion mit einer Vagotomie führt wegen herabgesetzter Akkommodationsfähigkeit und fehlenden Flußwiderstands bei fehlendem antropylori-

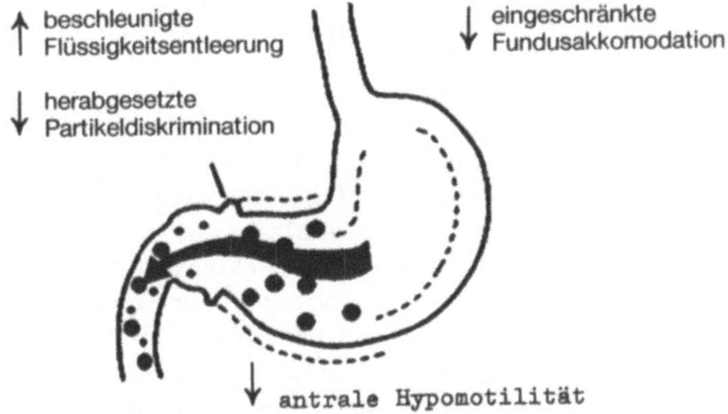

Abb. 3. Pathophysiologie der Magenentleerung nach nichtselektiver Vagotomie und Pyloroplastik. (Nach [42])

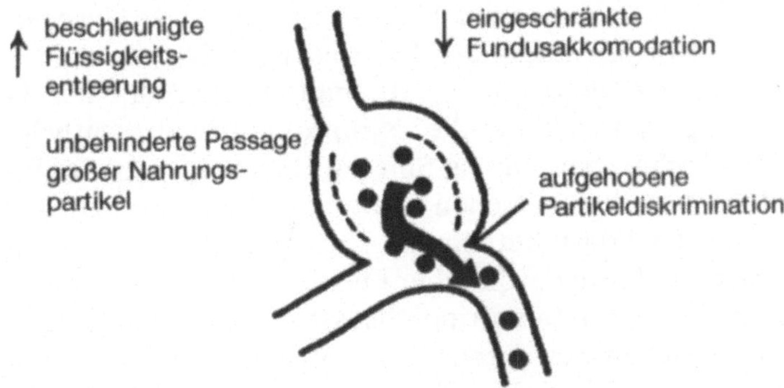

Abb. 4. Pathophysiologie der Magenentleerung nach Magenresektion. (Nach [42])

schem Segment zu einem raschen Übertritt von Flüssigkeit mit hoher Osmolalität in den Dünndarm. Hierin wird einer der Hauptpathomechanismen des Dumping-Syndroms vermutet. Rasche Magenentleerung von Flüssigkeiten kann zu abdominellen Krämpfen und Durchfall führen. Die fehlende antrale Partikeldiskrimination kann ebenfalls Ursache für Maldigestion und -absorption mit konsekutiver Diarrhö sein ([18], Abb. 4).

Motilitätsstörungen des Dünndarms

Chronische intestinale Pseudoobstruktion

Die chronische intestinale Pseudoobstruktion ist ein seltenes Krankheitsbild des Dünndarms ohne einheitliche Ursache [20], das durch intermittierend wiederkehrende Symptome des mechanischen Ileus gekennzeichnet ist, ohne daß eine mechanische Verschlußursache gefunden werden kann [21, 51]. Außer dem Dünndarm sind häufig auch der Dickdarm und seltener andere Abschnitte des Gastrointestinaltrakts sowie extraintestinale Hohlorgane (Ureteren, Harnblase) betroffen [52].

Die gastrointestinalen Symptome sind vielfätig und uncharakteristisch. Sie reichen in der Reihenfolge der Häufigkeit von Übelkeit und Erbrechen über Völlegefühl, Blähungen und Bauchschmerzen bis zu schwerer Obstipation und Durchfall. Gewichtsverlust und Zeichen fortgeschrittener Malnutrition können bei chronischem Verlauf das Krankheitsbild bestimmen. Gelegentlich handelt es sich um ein hochakutes, ileusartiges Geschehen, so daß eine sofortige stationäre Einweisung erforderlich ist [56]. Wenn andere gastrointestinale Abschnitte außerhalb des Dünndarms beteiligt sind, kann die Symptomatik beträchtlich variieren: Speiseröhrenbeteiligung führt zu Dysphagie und Sodbrennen; bei Magenbeteiligung stehen Symptome der Gastroparese im Vordergrund. Dickdarmbeteiligung kann sich als hartnäckige, therapieresistente Form chronischer Obstipation manifestieren [52]. Vegetative Angaben (abnormes Schwitzen, lageabhängiger Schwindel) sind Zeichen der autonomen Polyneuropathie und Miktionsstörungen ein Hinweis auf eine Beteiligung des Urogenitaltrakts. Eine detaillierte Medikamenten- und Familienanamnese ist erforderlich [52].

Die chronische intestinale Pseudoobstruktion existiert in verschiedenen Formen. Prinzipiell unterscheidet man Störungen der muskulären Funktion (Myopathie) von einer Dysfunktion der muskulären Innervation (Neuropathie). Die myogene Variante existiert als primäre (ohne erkennbare Grunderkrankung) und als sekundäre Form [21, 52]. Verschiedene Systemerkrankungen können zu einer sekundären Myopathie führen ([24, 52], Tabelle 2).

Tabelle 2. Klassifikation der chronischen intestinalen Pseudoobstruktion

Typ	Myogen	Neurogen
Primär	Familiäre viszerale Myopathien – autosomal-dominant – autosomal-rezessiv sporadische viszerale Myopathie	Familiäre viszerale Neuropathien sporadische viszerale Neuropathie „idiopathische" Neuropathie
Sekundär – Autoimmunkrankheiten	Amyloidosen progressive systemische Sklerodermie	Amyloidosen progressive systemische Sklerodermie
– generalisierte neurologische Erkrankungen – Stoffwechselstörungen – infektiös – paraneoplastisch – medikamentös	Dystrophia myotonica progressive Muskeldystrophie	Encephalitis disseminata Stammhirntumor Diabetes mellitus Porphyrie Chagas-Krankheit Zytomegalovirus kleinzelliges Bronchialkarzinom trizyklische Antidepressiva Phenothiazine, Narkotika (Opiate) Vincristin, Bromocriptin

Bei der neurogenen Variante der chronischen intestinalen Pseudoobstruktion ist die Motilitätsstörung Folge einer Schädigung des intrinsischen Plexus myentericus und/oder der extrinsischen Regulationsmechanismen auf der Ebene des autonomen oder zentralen Nervensystems. Die isolierte Affektion des Plexus myentericus ohne erkennbare Grunderkrankung wird als primäre idiopathische chronische intestinale Pseudoobstruktion bezeichnet. Stoffwechselerkrankungen, neurologische Krankheitsbilder und paraneoplastische Syndrome können Ursache einer sekundären Neuropathie des Darms sein ([21, 24, 52], Tabelle 2). Medikamentös induzierte Varianten gehören ebenfalls in diese Kategorie [52]. Übergangsformen von einer ursprünglich myogenen in eine neurogene Variante werden im Rahmen von Amyloidosen und progressiver systemischer Sklerodermie beobachtet [24].

Der körperliche Untersuchungsbefund läßt bei akutem Krankheitsverlauf eine Abgrenzung zum mechanischen Ileus häufig nicht zu. Das Abdomen ist hart mit deutlicher Abwehrspannung und plätschernder Peristaltik. Im Intervall kann der abdominelle Befund dagegen bland sein mit nur geringfügiger Distension, lebhafter Peristaltik und diskretem Druckschmerz.

Abdomenübersichtsaufnahme und Dünndarmkontrastmittelpassage sind zum Ausschluß einer mechanischen Obstruktion notwendig, aber ebenfalls nicht unbedingt richtungsweisend: die Übersichtsaufnahme zeigt in fast 90 % der Fälle Zeichen der mechanischen Dünndarmobstruktion oder eine diffuse Dilatation mit multipler Spiegelbildung [49, 52]. Die Dünndarmpassage mit Barium oder einem wasserlöslichen Kontrastmittel erscheint erheblich verlängert ohne Zeichen der Obstruktion. Gelegentlich finden sich stark dilatierte Dünndarmschlingen mit teils geringgradiger, teils starker, aber unkoordinierter Peristaltik und retrogradem Kontrastmitteltransport. Wegen bakterieller Fehlbesiedelung des Dünndarms ist der Laktuloseatemwasserstofftest dagegen trotz intestinaler Stase pathologisch beschleunigt und deshalb nur von eingeschränktem diagnostischem Wert.

Mit Hilfe der Dünndarmmanometrie kann die Diagnose der chronischen intestinalen Pseudoobstruktion positiv gestellt werden. Es gelingt eine Abgrenzung dieses Krankheitsbilds vom interdigestiven und postprandialen Motilitätsmuster des Gesunden [15, 56]. Das manometrische Profil der Pseudoobstruktion zeigt typische Veränderungen. Bei einer Neuropathie findet sich im Nüchternzustand eine atypische Konfiguration der Phase-III-ähnlichen Aktivitätsfront mit fehlender distaler Propagation, simultanem Auftreten in mehreren Darmsegmenten sowie scheinbar retrograder Fortleitung [15]. Postprandial unterbleibt häufig die durch die Nahrungsaufnahme normalerweise induzierte Unterbrechung des interdigestiven Motilitätszyklus durch das von kräftigen, unregelmäßigen Kontraktionen charakterisierte postprandiale Motilitätsmuster [15]. Bei myogenen Störungen errechnet sich wegen Hypomotilität ein pathologisch erniedrigter Motilitätsindex (verminderte oder sogar aufgehobene Amplitude der phasischen Kontraktionen und/oder herabgesetzte Kontraktionsfrequenz, [42]. Demgegenüber ist die neurogene Form der chronischen intestinalen Pseudoobstruktion durch unkoordinierte, teilweise sogar exzessive Kontraktionen mit hoher Amplitude gekennzeichnet. Der Motilitätsindex ist somit erhöht [42].

Andererseits ist manometrisch auch eine Differenzierung zwischen Pseudoobstruktion und klinisch larviertem mechanischem Verschluß möglich. Die *mechanische Obstruktion* ist durch ein distinktes Motilitätsmuster charakterisiert. Kurzdauernde, wiederholte „clusters" phasischer und tonischer Aktivität mit Anhebung der basalen Drucklinie werden simultan in mehreren Ableitungen registriert und sind von kurzen Phasen motorischer Inaktivität unterbrochen. Gelegentlich verschmelzen die phasischen Einzelkontraktionen eines solchen „cluster" zu einer langen und hohen Amplitude [9]. Bei klinischem Verdacht auf Pseudoobstruktion sollte daher die intestinale Manometrie vor einer Probelaparotomie erfolgen, wenn der Allgemeinzustand des Patienten dies zuläßt. Zur histopathologischen Abklärung ist allerdings eine Probelaparotomie mit Entnahme eines Darmwandresektats notwendig, das sämtliche Wandschichten einschließlich des enterischen Plexus umfassen sollte. Eine endoskopisch entnommene Schleimhautbiopsie reicht nicht aus [15, 52]. Zur Neuronenbeurteilung im Plexus sollten Spezialfärbungen angefertigt werden [33, 49, 53]. Bei Myopathien finden sich eine fleckförmige Degeneration und Fibrose der glatten Muskulatur. Bei intrinsischen Neuropathien sind histopathologische Veränderungen im Plexus myentericus nachweisbar [33, 52].

Bei extrinsischen Neuropathien ist die Überprüfung der autonomen Funktionen mit Hilfe indirekter Tests zur Lokalisation der Störung notwendig [10]:

autonomes Nervensystem

Parasympathikus (N. vagus)

- Atmungs-/Valsalva-Manöver-abhängige Variabilität von Herz-/Pulsrate bzw. RR-Intervall im EKG,

- Anstieg des pankreatischen Polypeptids i.S. nach Scheinmahlzeit bzw. induzierter Hypoglykämie (gastrointestinale vagale Bahnen),

Sympathikus

- Thermoregulationsschweiß-tests (prä- und postsynaptische Bahnen),

- Norarenalinanstieg i.S. nach i.v. Edrophomiumgabe (postsynaptische Bahnen).

Ein einfacher Test der parasympathischen Integrität ist die Messung der atmungs- bzw. Valsalva-Manöver-abhängigen Variabilität von Puls- und Herzrate bzw. elektrokardiographischem RR-Intervall. Thermoregulationschweißtests geben Auskunft über die Integrität des sympathischen Systems. Mit Hilfe der Messung des Plasmanoradrenalinanstiegs nach i.v. Gabe des Azetylcholinesteraseinhibitors Edrophonium gelingt darüber hinaus die Klärung, ob post- oder präganglionäre sympathische Bahnen gestört sind. Eine Untersuchung des Hirnstamms mittels bildgebender Verfahren (CCT, Schädel-NMR) ist geboten, wenn die Tests der autonomen Funktion eine Störung im Bereich der präganglionären sympathischen Bahnen anzeigen [10].

Funktionelle Dyspepsie/Reizmagen-Ausdruck einer Motilitätsstörung im proximalen Gastrointestinaltrakt?

Reizmagen, Non-Ulkus-Dyspepsie bzw. funktionelle Dyspepsie sind Synonyma für funktionelle Beschwerden im oberen Gastrointestinaltrakt. Wegen seiner neutralen Terminologie beschreibt der Begriff „funktionelle Dyspepsie" dieses vermutlich heterogene Krankheitsbild am treffendsten.

Die Symptomatik der funktionellen Dyspepsie ist vielfältig. Die Beschwerden reichen von epigastrischen Schmerzen über postprandiales Völlegefühl, Aufstoßen, Sodbrennen und Regurgitation bis zu Übelkeit/Erbrechen und Appetitlosigkeit. Abdominelle Krämpfe und Distension des Abdomens mit Blähungen werden häufig beklagt.

Zahlreiche gastrointestinale Krankheiten sowie eine Reihe extraintestinaler Erkrankungen können zu dyspeptischen Symptomen führen:

strukturelle Läsionen im Gastrointestinaltrakt:
- Ösophagitis,
- gastroduodenale Läsionen der Mukosa,
- duodenogastraler biliärer Reflux,
- Cholelithiasis,
- chronische Pankreatitis,
- Pankreaskarzinom,
- Malabsorptionssyndrome,
- Kolonkarzinom,
- andere Neoplasien im Gastrointestinaltrakt;

strukturelle Läsionen außerhalb des Gastrointestinaltrakts:
- koronare Herzkrankheit,
- Kollagenosen;

metabolische Veränderungen:
- Diabetes mellitus,
- Hyper-/Hypothyreoidismus,
- Hyper-/Hypoparathyreoidismus,
- Elektrolytentgleisungen;

Medikamente:
- nichtsteroidale Antiphlogistika (NSAID),
- Digitalis,
- Alkohol,
- sonstige.

Daher muß eine adäquate Ausschlußdiagnostik erfolgen, bevor die Diagnose funktionelle Dyspepsie gestellt werden kann.

Die Ätiologie der funktionellen Dyspepsie ist unbekannt. Es handelt sich jedoch vermutlich nicht um einen einheitlichen Pathomechanismus. Anhand des jeweils dominierenden Symptomenkomplexes wurde eine symptomätiologische Subklassifikation vorgeschlagen (ulkus-, reflux-, dysmotilitätsähnliche Form der funktionellen Dyspepsie, [19]). Gibt es neben der Symptomätiologie weitere Argumente, die eine Motilitätsstörung als einen möglichen Pathomechanismus bei einem Teil der Patienten mit funktioneller Dyspepsie wahrscheinlich machen? Mit zunehmend verbesserten und standardisierten Untersuchungstechniken wurde erst in letzter Zeit begonnen, diese Patienten systematisch manometrisch zu untersuchen. Mit Hilfe einer neuen Methode („Barostat") können tonische Funduskontraktionen kontinuierlich registriert werden [2]. Offensichtlich haben diese Patienten eine herabgesetzte Akkommodationsfähigkeit des proximalen Magens für Nahrung, Flüssigkeit und Luft [3]. In anderen Untersuchungen fand sich eine herabgesetzte antrale Motilität [7, 41, 48]. Bei einem Teil der Patienten war auch die interdigestive duodenale Motilität verändert mit gestörter Propagation des duodenalen MMC [16, 41]. Allerdings bleibt trotz dieser Ergebnisse offen, ob die manometrischen Veränderungen tatsächlich den zugrundeliegenden Pathomechanismus widerspiegeln, oder ob es sich bei diesen Befunden lediglich um eine Begleitbeobachtung handelt. Weitere Untersuchungen sind in diesem Zusammenhang erforderlich.

Zusammenfassung

Die kombinierte Anwendung moderner diagnostischer Verfahren hat in den letzten Jahren Fortschritte im Verständnis der Pathomechanismen zahlreicher Motilitätsstörungen im Bereich des oberen Verdauungstrakts gebracht. Mit Hilfe szintigraphischer Transitstudien gelingt eine genauere Lokalisation der vermuteten Störung. Die gastrointestinale Manometrie gibt darüber hinaus Aufschluß über den zugrundeliegenden Pathomechanismus.

Eine verzögerte Magenentleerung für feste und flüssige Nahrungsbestandteile ohne Anhalt für eine mechanische Obstruktion erhärtet die klinische Verdachtsdiagnose der *Gastroparese*. Dieses heterogene Krankheitsbild ist in der Mehrzahl der Fälle idiopathisch. Die diabetische Gastroparese dagegen ist Ausdruck der Magenbeteiligung im Rahmen einer diabetischen Neuropathie. Sie ist die häufigste Manifestation unter den erworbenen Neuropathien des Gastrointestinaltrakts. Der diabetischen Gastroparese liegt eine Schädigung der cholinergen Bahnen des autonomen Nervensystems zugrunde. Plexus myentericus und glatte Muskulatur sind dagegen intakt.

Motilitätsstörungen am operierten Magen sind relativ häufig. In Abhängigkeit von der Art der Operation können Akkommodationsfähigkeit und Magenentleerungsgeschwindigkeit für flüssige und feste Nahrungsbestandteile gestört sein. Durch die cholinerge Denervation des Magenfundus führt die proximale Vagotomie infolge eingeschränkter Akkommodation zu einer beschleunigten Magenentleerung für flüssige Nahrungsbestandteile. Die nichtselektive Vagotomie mit Pyloroplastik beeinträchtigt die im antropylorischen Segment stattfindende Partikeldiskrimination für feste Nahrungsbestandteile vor Übertritt in den Dünndarm. Bei Antrumresektion wird das für Flußwiderstand und Partikeldiskrimination verantwortliche Magensegment sogar vollständig entfernt. „Dumping", Maldigestion und Diarrhö können die Folge sein.

Die intestinale Manometrie ermöglicht die positive Diagnosestellung einer *chronischen intestinalen Pseudoobstruktion*. Die Abgrenzung zur wichtigen Differentialdiagnose *mechanische Obstruktion* ist ebenfalls manometrisch vor einer Probelaparatomie möglich. Da sowohl die myopathische als auch die neuropathische Variante durch typische Motilitätsmuster charakterisiert sind, gelingt eine weitere Klassifikation anhand des manometrischen Profils.

Bei Patienten mit *funktioneller Dyspepsie* haben manometrische Studien im oberen Gastrointestinaltrakt die Hypothese erhärtet, daß es sich bei diesem häufigen und vermutlich heterogenen Krankheitsbild unbekannter Ätiologie möglicherweise um eine Motilitätsstörung handeln könnte. Herabgesetzte Akkommodationsfähigkeit des Magenfundus sowie eine gestörte antrale und duodenale Motilität wurden bei einem Teil dieser Patienten beobachtet. Offen bleibt, ob die beschriebenen manometrischen Veränderungen Ursache oder Begleiterscheinung der dyspeptischen Symptome dieser Patienten sind.

Literatur

1. Arndorfer RC, Stef JJ, Dodds WJ et al. (1977) Improved infusion system for intraluminal esophageal manometry. Gastroenterology 73: 23–27
2. Azpiroz F, Malagelada JR (1985) Physiological variations in canine gastric tone measured by an electronic barostat. Am J Physiol 248: G229–237
3. Azpiroz F, Malagelada JR (1985) The role of vagal input in the control of gastric tone. Gastroenterology 88: 1312
4. Azpiroz F, Malagelada JR (1987) Gastric tone measured by an electronic barostat in healthy and postsurgical gastroparesis. Gastroenterology 92: 934–943
5. Brady PG, Richardson R (1977) Gastric bezoar formation secondary to gastroparesis diabeticorum. Arch Int Med 137: 1729
6. Camilleri M, Malagelada JR (1984) Abnormal intestinal motility in diabetics with the gastroparesis syndrome. Eur J Clin Invest 14: 420–427
7. Camilleri M, Malagelada JR, Kao PC et al. (1986) Gastric and autonomic responses to stress in functional dyspepsia. Dig Dis Sci 31: 1169–1177
8. Camilleri M, Colemont LC, Phillips SF et al. (1989) Human gastric emptying and colonic filling of solids characterized by a new method. Am J Physiol 257: G284–290
9. Carnilleri M (1989) Jejunal manometry in distal subacute mechanical obstruction: significance of prolonged simultaneous contractions. Gut 30: 468–475
10. Camilleri M (1990) Disorders of gastrointestinal motility in neurologic diseases. Mayo Clin Proc 65: 825–846
11. Campell IW, Heading RC, Tothill P et al. (1977) Gastric emptying in diabetic autonomic neuropathy. Gut 18: 462–467
12. Cannon WB, Lieb CW (1911) The receptive relaxation of the stomach. Am J Physiol 29: 267–273
13. Carlson HC, Code CF, Nelson RA (1966) Motor action of the canine gastroduodenal junction: a cineradiographic, pressure and electric study. Am J Dig Disease 11: 155–172
14. Code CF, Marlett JA (1975) The interdigestive myo-electric complex of the stomach and small bowel of dogs. J Physiol (London) 246: 289–309

15. Colemont LJ, Camilleri M (1989) Chronic intestinal pseudo-obstruction: diagnosis and treatment. Mayo Clin Proc 64: 60–70

16. Cottrell CR, Sninsky CA, Martin JL et al. (1982) Are alterations in gastrointestinal motility responsible for previously unexplained nausea, vomiting, and abdominal pain? Dig Dis Sci 27: 650

17. Dotevall G, Fagersberg SE, Langer L et al. (1972) Vagal function in patients with diabetic neuropathy. Acta Med Scand 191: 21–24

18. Dozois RR, Kelly KA, Code CF (1971) Effect of distal antrectomy on gastric emptying of liqids and solids. Gastroenterology 61: 675–681

19. Drosman DA, Grant Thompson W, Talley NJ et al. (1990) Identification of subgroups of functional gastrointestinal disorders. Gastroenterol Intern 3: 159–172

20. Dudley HAF, Sinclair ISR, McLaren IF et al. (1958) Intestinal pseudoobstruction. JR Coll Surg Edinburgh 3: 206–217

21. Faulk DL, Anuras S, Christensen J (1978) Chronic intestinal pseudo-obstruction. Gastroenterology 74: 922–931

22. Feldman M, Corbett DB, Ramsey EJ et al. (1979) Abnormal gastric function in longstanding, insulin-dependent diabetic patients. Gastroenterology 77: 12–17

23. Feldman M, Smith JH, Simon TR (1984) Gastric emptying of solid radiopaque markers: studies in healthy subjects and diabetic patients. Gastroenterology 87: 805–902

24. Greydanus MP, Carnilleri M (1989) Abnormal postcibal antral and small bowel motility due to neuropathy and myopathy in systemic sclerosis. Gastroenterology 96: 110–115

25. Hinder RA, Kelly KA (1977) Canine gastric emptying of solids and fluids. Am J Physiol 233: E335–E340

26. Horowitz M, Harding PE, Chatterton BE et al. (1985) Acute and chronic effects of domperidone on gastric emptying in diabetic autonomic neuropathy. Dig Dis Sci 30: 1–9

27. Hosking DJ, Moody F, Stewart IM et al. (1975) Vagal impairment of gastric secretion in diabetic autonomic neuropathy. Br Med J 2: 588–590

28. Kalbasi H, Hudson FR, Herrmig A et al. (1975) Gastric emptying following vagotomy and antrectomy and proximal gastric vagotomy. Gut 16: 509–513

29. Karlstrom L, Kelly KA (1989) Roux-Y gastrectomy for chronic gastric atony. Am J Surg 157: 44–49

30. Kassander P (1958) Asymptomatic gastric retention in diabetics (gastroparesis diabeticorum). Ann Intern Med 48: 797–812

31. Kelly KA (1980) Gastric emptying of liquids and solids: roles of proximal and distal stomach. Am J Physiol 239: G71–G76

32. Kraft RO, Fry WJ, DeWeeze MS (1964) Postvagotomy gastric atony. Arch Surg 88: 865–871

33. Krishnamurthy S, Schuffler MD (1987) Pathology of neuromuscular disorders of the small intestine and colon. Gastroenterology 93: 610–639
34. Kristensson K, Nordborg C, Olsson Y et al. (1971) Changes in the vagus nerve in diabetes mellitus. Acta Pathol Microbiol Scand 79: 684–685
35. Layer P, Demol P, Hotz J et al. (1986) Gastroparesis after radiation: successful treatment with carbachol. Dig Dis Sci 31: 1377–1386
36. Loo FD, Palmer DW, Soergel KH et al. (1984) Gastric emptying in patients with diabetes mellitus. Gastroenterology 86: 485–494
37. Malagelada JR, Carter SE, Brown ML et al. (1980) Radiolabelled fiber: a physiological marker for gastric emptying and intestinal transit of solids. Dig Dis Sci 25: 81–87
38. Malagelada JR, Rees WDW, Mazotta LJ et al. (1980) Gastric motor abnormalities in diabetic and postvagotomy gastroparesis: effect of metoclopramide and betanechol. Gastroenterology 78: 286–293
39. Malagelada JR (1981) Gastric, pancreatic, and biliary responses to a meal. In: Johnson LR, Christensen J, Grossman MI et al. (eds) Physiology of the gastrointestinal tract, vol 2. Raven, New York, pp 893– 924
40. Malagelada JR, Robertson JS, Brown ML et al. (1984) Intestinal transit of solid and liquid components of a meal in health. Gastroenterology 87: 1255–1263
41. Malagalada JR, Stanghellini V (1985) Manometric evaluation of functional upper gut symptoms. Gastroenterology 88: 1223–1231
42. Malagelada JR, Camilleri M, Stanghellini V (1986) Manometric diagnosis of gastrointestinal motility disorders. Thieme, Stuttgart New York
43. Mearin F, Camilleri M, Malagelada JR (1986) Pyloric dysfunction in diabetics with recurrent nausea and vomiting. Gastroenterology 90: 1919–1925
44. Meeroff JC, Schreiber DS, Trier JS et al. (1980) Abnormal gastric motor function in viral gastroenteritis. Ann Intern Med 92: 370–373
45. Meyer JH, Dressman, Fink A et al. (1985) Effect of size and density on canine gastric emptying of nondigestible solids. Gastroenterology 89: 805–813
46. Meyer JH, Elashoff J, Porter-Fink V et al. (1988) Human postprandial gastric emptying of 1–3 millimeter spheres. Gastroenterology 94: 1315–1325
47. Mroz CT, Kelly KA (1977) The role of the extrinsic antral nerves in the regulation of gastric emptying. Surg Gynecol Obstet 145: 369–377
48. Rees WDW, Miller LJ, Malagelada JR (1980) Dyspepsia, antral motor function, and gastric stasis of solids. Gastroenterology 78: 360–365

49. Rohrmann CA Jr, Ricci MT, Krishnamurthy S et al. (1984) Radiologic and histologic differentiation of neuromuscular disorders in the gastrointestinal tract: visceral myopathies, visceral neuropathies, and progressive systemic sclerosis. Am J Radiol 143: 933–941
50. Schade RR, Dugas MC, Lhotsky DM et al. (1985) Effect of metoclopramide on gastric liquid emptying in patients with diabetic gastroparesis. Dig Dis Sci 30: 10–15
51. Schuffler MD, Rohrmann CA, Chaffee FG et al. (1981) Chronic intestinal pseudoobstruction: a report of 27 cases and a review of the literature. Medicine 60: 173–196
52. Schuffler MD (1988) Neuromuscular disorders and intestinal pseudoobstruction. In: Gitwick (ed) Principles and practice of gastroenterology and hepatology, chap 24. Elsevier, Amsterdam New York, pp 317–322
53. Schuster R, Ferenci P, Schmidbauer M et al. (1989) Intestinal neuronal degeneration in a patient with chronic intestinal pseudoobstruction. Dig Disease Sci 34: 123–128
54. Smith B (1974) Neuropathy of the oesophagus in diabetes mellitus. J Neurol Neurosurg Psychiat 37: 1151–1154
55. Snape WJ, Battle WM, Schwartz SS et al. (1982) Metoclopramide to treat gastroparesis due to diabetes mellitus. A doubble-blind controlled trial. Ann Intern Med 96: 444–446
56. Stanghellini V, Camilleri M, Malagelada JR (1987) Chronic idiopathic pseudoobstruction: clinical and intestinal manometric findings. Gut 28: 5–12
57. Telander RL, Morgan KG, Kreulen DL et al. (1978) Human gastric atony with tachygastria and gastric retention. Gastroenterology 75: 497–501
58. Thomforde GM, Brown ML, Malagelada JR (1985) Practical solid and liquid phase markers for studying gastric emptying in man. J Nucl Med 13: 11–14
59. Thompson DG, Wingate DL, Archer L et al. (1980) Normal patterns of human upper small bowel activity recorded by prolonged radiotelemetry. Gut 21: 500–506
60. Wilbur BG, Kelly KA (1973) Effect of proximal gastric, complete gastric, and truncal vagotomy on canine gastric electric activity, motility, and emptying. Ann Surg 178: 295–302
61. Wilbur BG, Kelly KA, Code CF (1974) Effect of gastric fundectomy on canine gastric electrical and motor activity. Am J Physiol 226: 1445–1449
62. Zitomer BR, Gramm HF, Kozak GP (1968) Gastric neuropathy in diabetes mellitus: clinical and radiological observations. Metabolism 17: 199–211

Steuerung der exokrinen Pankreasfunktion – Bedeutung von Motilitätsstörungen

M. Katschinski und G. Adler

Einleitung

Zwischen den motorischen und sekretorischen Funktionen des oberen Gastrointestinaltrakts bestehen enge Wechselbeziehungen. Es liegt nahe, daß Störungen dieser Interaktion bei Erkrankungen des Verdauungstrakts pathogenetisch wirksam sind.

In dieser Übersicht wird zunächst die Regulation der Pankreassekretion durch die Interaktion neuraler und peptiderger Faktoren dargestellt, ein Gebiet, auf dem in letzter Zeit insbesondere durch den Einsatz spezifischer Antagonisten wesentliche neue Erkenntnisse gewonnen wurden. Es folgt eine Übersicht über die Kopplung und Entkopplung von gastrointestinaler Motilität und Pankreassekretion unter verschiedenen Bedingungen beim Gesunden. Schließlich werden Beispiele für die Interaktion pathologisch veränderter Motilität und Sekretion angeführt und hierbei die Schwierigkeiten diskutiert, auf diesem Gebiet valide Daten zu gewinnen.

Die Untersuchungen der letzten Jahre zeigen, daß an anderen Spezies beobachtete Zusammenhänge keinesfalls ungeprüft auf den Menschen übertragen werden dürfen. Daher bezieht sich diese Übersicht ausschließlich auf Physiologie und Pathophysiologie des Menschen.

Regulation der Pankreassekretion

Die Hauptmuster der exokrinen Pankreassekretion und der gastrointestinalen Motilität sind die interdigestive (nüchterne) und die digestive (postprandiale, „fed pattern") Phase. Zwischen diesen Mustern können kurze Phasen zephaler Stimulation auftreten. Die interdigestive Phase beginnt nach einer Mahlzeit, wenn der obere Gastrointestinaltrakt frei von Nahrungsstoffen ist. Nahrungsaufnahme, hormonale und neurale Einflüsse unterbrechen das interdigestive Muster und leiten die digestive Phase ein [9]. Im folgenden werden die Regulation der interdigestiven, zephalen und intestinalen Phase diskutiert.

Interdigestive Phase

Beim Menschen betragen die interdigestive Bikarbonat- und Enzymsekretion des Pankreas 2 bzw. 10 % der maximalen Sekretionsrate [4]. Jedoch ist die interdigestive Pankreassekretion nicht konstant, sondern schwankt zyklisch mit den Phasen der interdigestiven Motilität [14, 25]. Die interdigestive Phase I ist charakterisiert durch motorische und sekretorische Ruhe. Während der Phase II korrelieren submaximale motorische und sekretorische Aktivität miteinander. Die Phase III ist durch motorische Aktivität in maximaler Frequenz und einen kurzen Gipfel der Enzym- und Bikarbonatsekretion des Pankreas gekennzeichnet. Das cholinerge Nervensystem und die Peptide Sekretin und Cholezystokinin (CCK) sind die dominanten Regulatoren der interdigestiven Pankreassekretion.

In der interdigestiven Phase korreliert die Bikarbonatsekretion mit den Sekretinplasmaspiegeln [20]. Atropin hemmt die interdigestive Bikarbonatsekretion, ohne die Sekretinplasmaspiegel zu beeinflussen [26]. Diese Daten weisen darauf hin, daß sowohl Sekretin als auch der cholinerge Input an der Regulation der interdigestiven Bikarbonatsekretion beteiligt sind. Analog zur Bikarbonatsekretion hemmt Atropin die interdigestive Pankreasenzymsekretion, ohne die Freisetzung von CCK und Sekretin in die Zirkulation zu beeinflussen [1, 26]. Der Effekt des cholinergen Nervensystems wird also nicht über eine veränderte Freisetzung von Peptidhormonen vermittelt. Der CCK-A-Rezeptorantagonist Loxiglumid hemmt die interdigestive Enzymsekretion ebenso ausgeprägt wie Atropin [1]. CCK und das cholinerge Nervensystem sind also beim Menschen äquipotente Regulatoren der interdigestiven Enzymsekretion. Ob der CCK-Effekt hormonal über die basalen zirkulierenden Spiegel oder eine neuromodulatorische Wirkung vermittelt wird, ist ungeklärt.

Zephale Phase

Die zephale Phase der Pankreassekretion wird durch Gedanken an Essen, den Anblick, Geruch und Geschmack sowie das Kauen von Speisen induziert. In Studien in unserem Labor wurden kürzlich Verlauf und Regulation der zephalen Phase beim Menschen untersucht [11]: nach einer Scheinfütterung über 15 min wurde die Enzymsekretion von Amylase, Lipase, Trypsin und Chymotrypsin für 30 min stimuliert, während der Bikarbonatoutput ins Duodenum nicht anstieg. Unter Verwendung der spezifischen Rezeptorantagonisten Atropin und Loxiglumid zeigte sich, daß der cholinerge Input der wesentliche Regulator der zephal induzierten Pankreasenzymsekretion ist. Das endogene CCK modulierte die zephal induzierte Pankreasenzymsekretion nicht, CCK wurde durch die Scheinfütterung nicht meßbar in die Zirkulation freigesetzt.

Intestinale Phase

Die Komponenten der postprandialen Pankreassekretion sind die gastrale und insbesondere die intestinale Phase. Die duodenale Perfusion einzelner Nährstoffe induziert eine unterschiedliche Enzymantwort. Kohlenhydrate zeigen die geringste Wirkung, Fette stimulieren am stärksten, Aminosäuren liegen in ihrer Wirkung zwischen den beiden anderen Komponenten [5, 6, 17]. Die Dosis-Wirkungs-Beziehung wurde für Fette eindeutig belegt [19]: Proportional zur Dosis von Oleat, die intraduodenal perfundiert wurde, stieg die Amylasesekretion an (Abb. 1). Daten aus unserem Labor zeigen, daß ebenso zwischen dem Kaloriengehalt einer gemischten Mahlzeit und der pankreatischen Enzymantwort eine proportionale Beziehung besteht ([3], Abb. 2).

Abb. 1 veranschaulicht, daß proportional zum Kaloriengehalt des duodenalen Perfusats und der sekretorischen Antwort des Pankreas die Plasmaspiegel des regulatorischen Hormons CCK

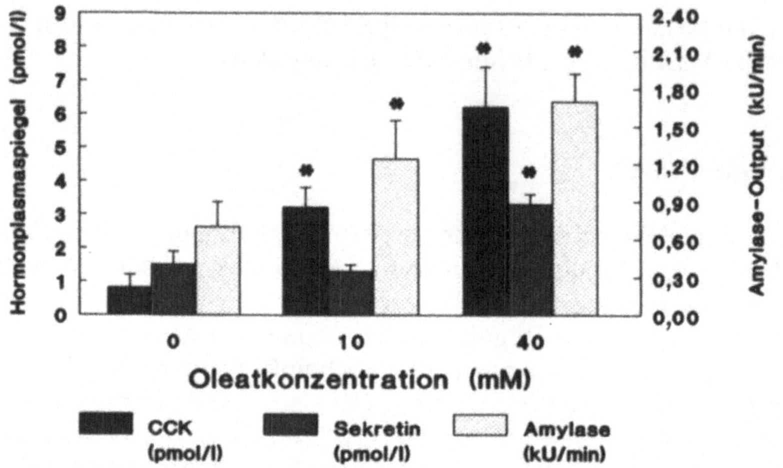

Abb. 1. Effekte duodenaler Oleatperfusion auf die Plasmaspiegel von Cholezystokinin (*CCK*) und Sekretin und auf die pankreatogene Amylasesekretion: mit steigender Oleatkonzentration im Perfusat steigen die CCK-Plasmaspiegel und der Amylaseoutput parallel an. Nur die höchste Oleatkonzentration setzt meßbar Sekretin in die Zirkulation frei. Mittelwert ± SEM; n = 5; * p<0,05 vs. Kontrolle (0 mM). (Nach [19])

ansteigen. CCK wurde seit langem als wesentlicher Regulator der intestinalen Phase der Enzymsekretion postuliert. Erst in letzter Zeit konnte jedoch mittels CCK-Rezeptorantagonisten dieser CCK-Effekt quantifiziert werden. Etwa 60 % der Enzymsekretion in der intestinalen Phase sind CCK-vermittelt ([3, 7, 23, 24], Abb. 2).

Welche relative Bedeutung haben CCK und der cholinerge Input für die intestinale Phase der Pankreasenzymsekretion?

Zur Beantwortung dieser Frage sind 2 Ergebnisse entscheidend, die durch Untersuchungen mit CCK- und Muskarinrezeptorantagonisten gewonnen wurden:

a) Während CCK-Rezeptorblockade die durch intestinale Perfusion einer Mahlzeit stimulierte Enzymantwort um 60 % hemmt, wird die Enzymantwort durch Muskarinrezeptorblokkade nahezu völlig aufgehoben (Abb. 2).

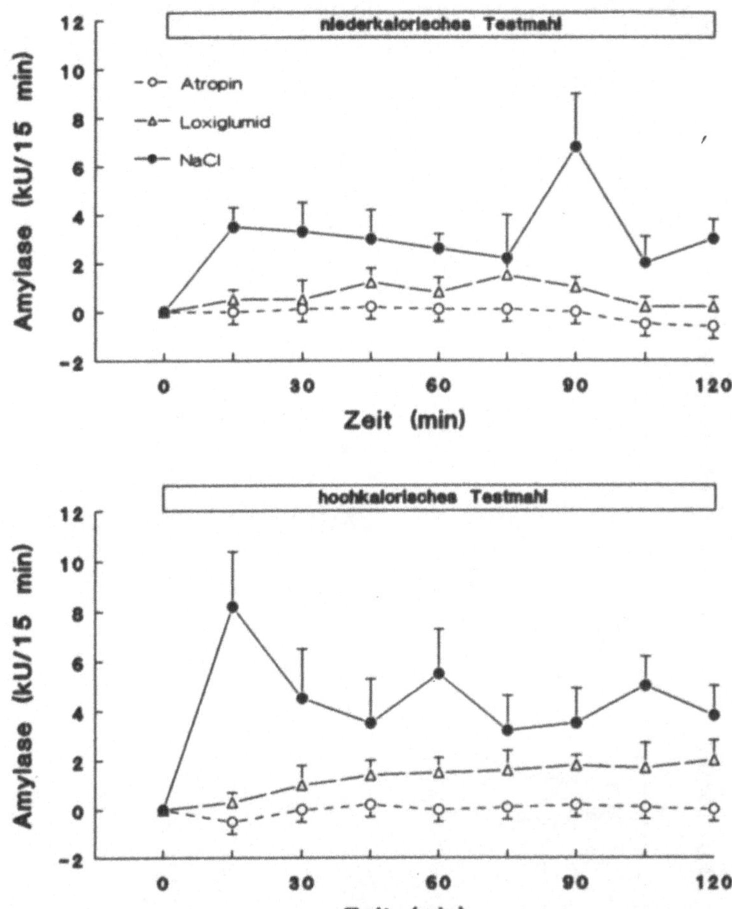

Abb. 2. Cholinerge und peptiderge Regulation der intestinalen Phase der Pankreassekretion: die intestinale Perfusion der hochkalorischen Testmahlzeit (292 kcal, *oben*) stimuliert die Amylasesekretion stärker als die Perfusion einer niederkalorischen (98 kcal, *unten*). Unabhängig vom kalorischen Gehalt des Testmahls hemmen der muskarinerge Antagonist Atropin (5 µg · kg⁻¹ · h⁻¹) und der CCK (Cholezystokinin)-A-Rezeptorantagonist Loxiglumid (10 mg · kg⁻¹ · h⁻¹) die Amylasesekretion, der Hemmeffekt des Atropins ist stärker. Mittelwert ± SEM; n = 6. (Nach [3])

b) Muskarinrezeptorblockade hemmt die Stimulation der Pankreasenzymsekretion, die durch das CCK-Analogon Caerulein bewirkt wird (Abb. 3).

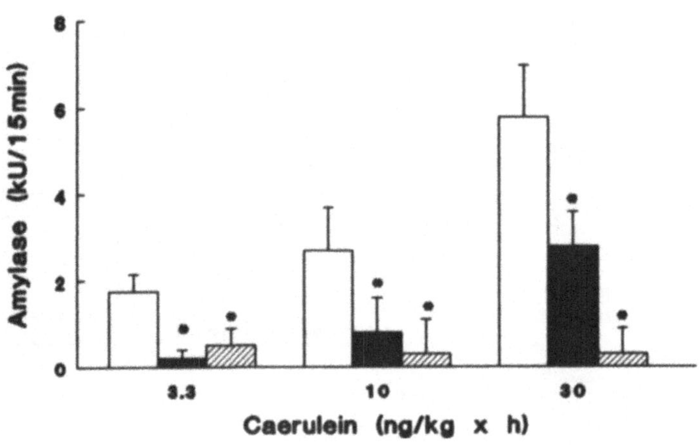

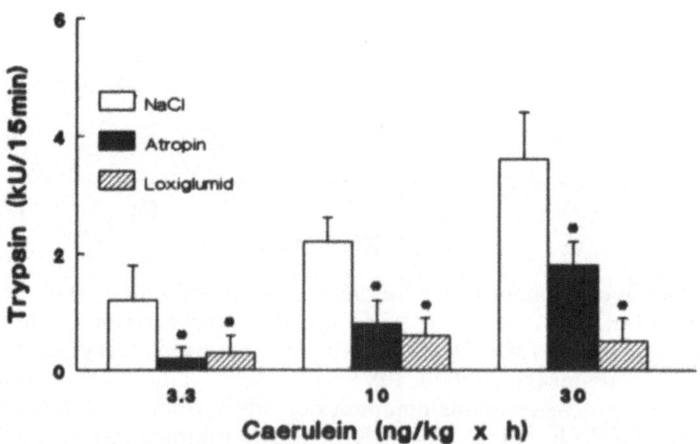

Abb. 3. Wirkung der Rezeptorantagonisten Loxiglumid (10 mg · kg^{-1} · h^{-1}) und Atropin (5 μg · kg^{-1} · h^{-1}) auf die Stimulation der Pankreassekretion durch steigende Dosen des CCK-Analogon Caerulein. Loxiglumid antagonisiert den Caeruleineffekt auf Amylase- (*oben*) und Trypsinoutput (*unten*) komplett. Atropin hemmt die stimulierende Wirkung aller Caeruleindosen signifikant, der Hemmeffekt ist aber bei den niedrigeren Dosen stärker. Mittelwert ± SEM; n = 6; *p<0,02. (Nach [3])

Daraus ergibt sich, daß a) der cholinerge Input der übergeordnete Regulator der intestinalen Phase der Pankreasenzymsekretion ist und b) CCK und das cholinerge Nervensystem miteinander interagieren. Ein integratives Konzept ist, daß CCK seine stimulierende Wirkung auf die Pankreassekretion zumindest teilweise entfaltet, indem es an CCK-Rezeptoren auf postganglionären cholinergen Neuronen bindet und so Azetylcholin als „final messenger" freisetzt [3]. Allerdings ist eine Interaktion von CCK und cholinergem Nervensystem auf der Ebene der Rezeptoren auf der Azinuszelle als alternatives Konzept postulierbar, auch wenn tierexperimentelle In-vitro-Ergebnisse dagegen sprechen [3].

Neben CCK ist Sekretin der andere klassische hormonale Mediator der Pankreassekretion. Seine Wirkung auf die Enzymsekretion ist komplex: Daten aus unserem Labor zeigen während einer Infusion über 4 h zeitabhängige Schwankungen des Enzymoutputs (Abb. 4, [2]). Dosen von Sekretin, die postprandiale Plasmaspiegel replizieren, stimulieren die Enzymsekretion. Es ist also denkbar, daß Sekretin zur Enzymantwort auf eine Mahlzeit beiträgt. Dabei ist der Effekt auf die Amylasesekretion am größten. Sekretin und CCK wirken als Sekretagoga der Enzymsekretion additiv und nicht potenzierend (Abb. 4).

Ein integratives Modell zur Regulation der intestinalen Phase der Pankreassekretion ist in Abb. 5 dargestellt.

Kopplung und Entkopplung gastrointestinaler Motilität und Sekretion beim Gesunden

Physiologische Bedingungen

Als erstes Phänomen der Kopplung gastrointestinaler Motilität und Sekretion in der interdigestiven Phase wurde beim Menschen die sekretorische Komponente des wandernden Motorkomplexes (Phase III) beschrieben [25]: Mit Beginn der Phase III im Antrum erreicht die Pankreasekretion Spitzenwerte, deren Größenordnung mit einer postprandialen Sekretion vergleichbar ist. Neuere Untersuchungen wandten sich der Frage zu, ob auch innerhalb der Phase II, die innerhalb des interdigestiven Zyklus den größten Raum einnimmt, Motilität und Sekretion gekoppelt sind. Eine

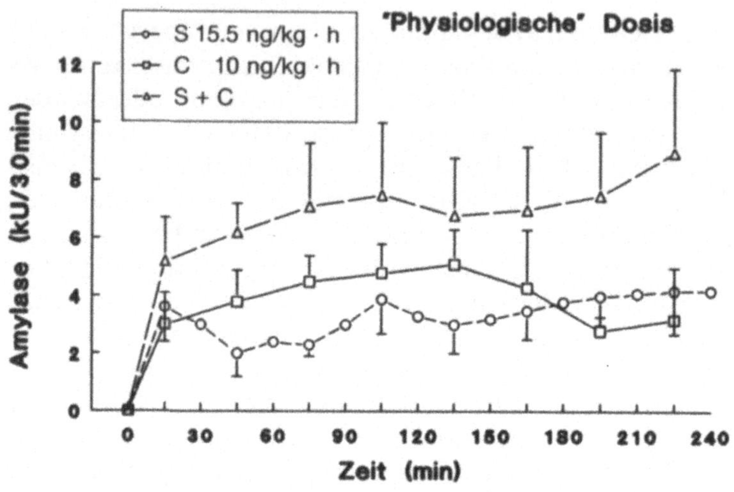

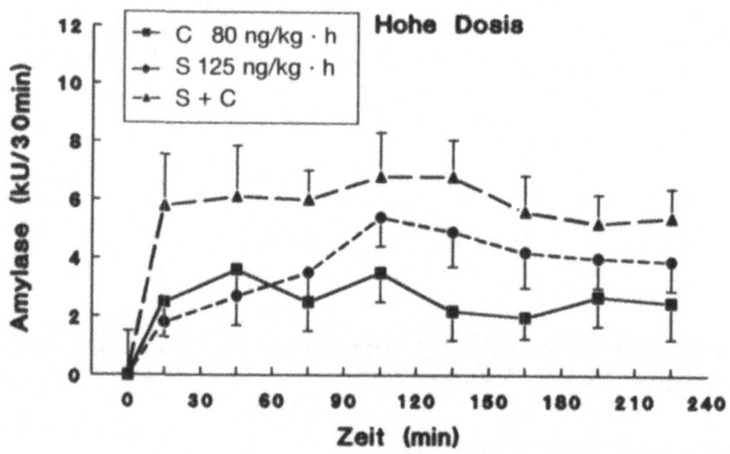

Abb. 4. Stimulation der pankreatischen Amylasesekretion durch Infusion „physiologischer" (postprandiale Plasmaspiegel replizierender; *oben*, n = 6) und supraphysiologischer (*unten*, n = 7) Dosen von Sekretin (*S*), Caerulein (*C*) oder Sekretin und Caerulein kombiniert (*S + C*) über jeweils 4 h. Alle Dosen der Sekretagoga führen zu einer signifikanten Stimulation der Amylasesekretion; die Kombination der Peptide hat einen additiven, keinen potenzierenden Effekt. Im Zeitverlauf schwankt die Wirkungsstärke der Sekretagoga. Mittelwert ± SEM. (Nach [2])

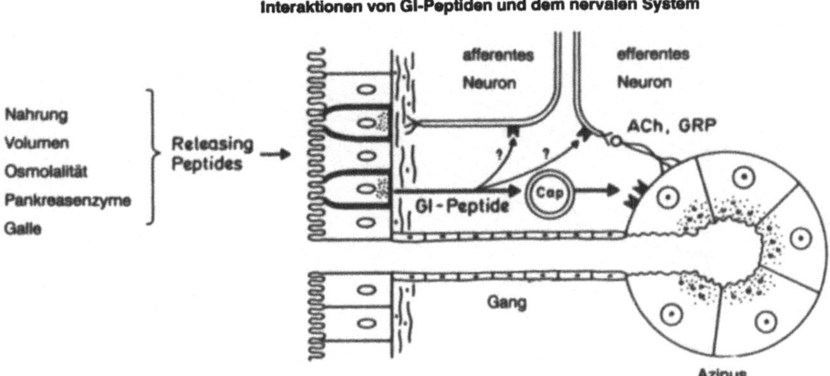

Abb. 5. Modell der Regulation der exokrinen Pankreassekretion: verschiedene duodenale Faktoren stimulieren entweder direkt oder unter Vermittlung von „*releasing peptides*" die Freisetzung von Peptidhormonen (*GI-Peptide*) aus endokrinen Zellen in der Mukosa. Diese gastrointestinalen Peptidhormone (z. B. CCK) gelangen entweder als Hormon über die Blutbahn oder direkt auf parakrinem Weg an die spezifischen Rezeptoren auf der Azinuszelle und stimulieren die Enzymsekretion. Auch Neurotransmitter wie Azetylcholin (*ACh*) und Neuropeptide wie „gastrin releasing peptide (*GRP*) stimulieren über spezifische Rezeptoren die exokrine Sekretion. Da ein cholinerger Antagonist (Atropin) den Effekt von CCK aufhebt, wird vermutet, daß CCK über Rezeptoren die Funktion des afferenten oder efferenten Schenkels des cholinergen Nervensystems beeinflußt. Dieses Modell postuliert eine übergeordnete Rolle des cholinergen Nervensystems über die gastrointestinalen Peptidhormone in der Regulation der Pankreassekretion des Menschen. (Nach [9]

solche Kopplung wurde zunächst für die Aktivität der antralen Kontraktionstätigkeit und der Trypsinsekretion belegt (Abb. 6, [16]). Später konnte gezeigt werden, daß in der interdigestiven Phase II die Enzyme Amylase, Lipase, Trypsin und Chymotrypsin parallel sezerniert werden. In diesen Untersuchungen fluktuierte die Pankreassekretion in Phase II nicht nur parallel zur antralen Motilität, sondern auch zur duodenalen Motilität und Magensäuresekretion [10]. Diese Kopplung von interdigestiver Motilität und Sekretion weist auf einen gemeinsamen, übergeordneten Regulator hin, der am ehesten dem nervalen Input entsprechen dürfte. In der Tat fanden sich parallel zur Fluktuation der Motilität und Sekretion in Phase II Schwankungen der Plasmaspiegel des

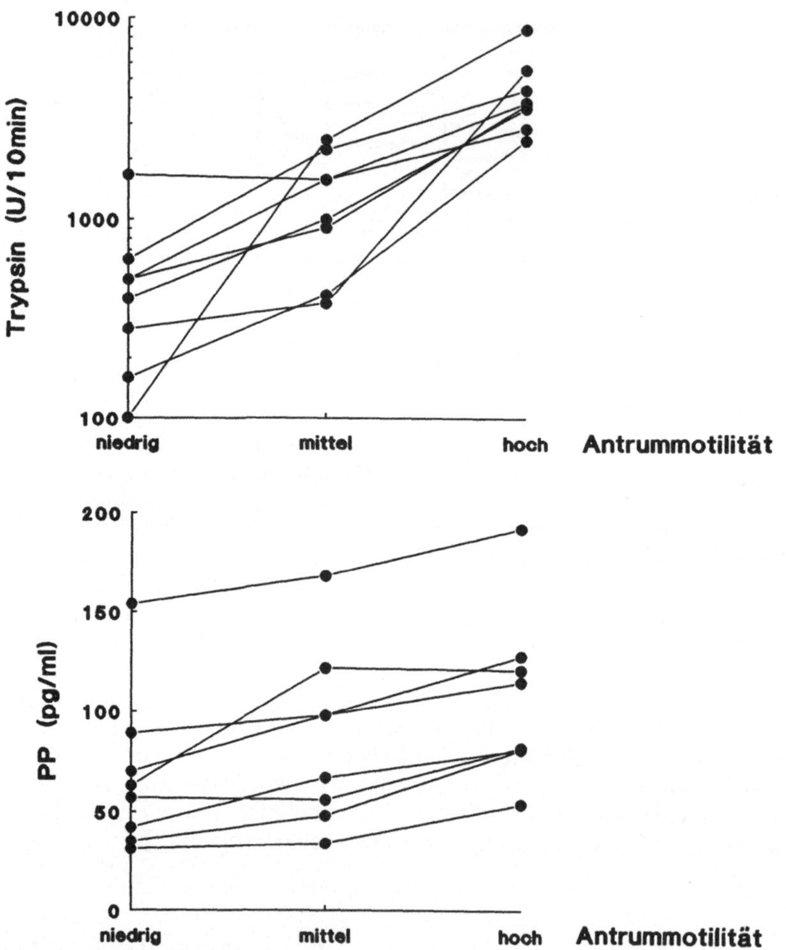

Abb. 6. Korrelation von Pankreassekretion und antraler Motilität in der Phase II des interdigestiven Zyklus. Mit zunehmender Aktivität der Antrummotilität nehmen die pankreatische Trypsinsekretion (*oben*) und die Plasmakonzentration von pankreatischem Polypeptid (*PP; unten*) signifikant zu. p<0,001. (Nach [16])

pankreatischen Polypeptids (Abb. 6), das ein Marker des cholinergen Tonus ist. Die Kopplung von Motilität und Sekretion in der Phase II wird also am wahrscheinlichsten durch das cholinerge Nervensystem reguliert.

Untersuchungen aus unserem Labor zeigen, daß die Kopplung gastrointestinaler Motilität und Sekretion nicht nur für die interdigestive, sondern auch für die zephale Phase gilt [11]: Eine Scheinfütterung über 15 min rief eine 30 min andauernde, parallele Stimulation von antroduodenaler Motilität, Magensäure- und Pankreassekretion hervor. Da begleitend ein deutlicher Anstieg der Plasmaspiegel des pankreatischen Polypeptids nachweisbar war und das zephal stimulierte Sekretions- und Motilitätsmuster durch Atropin hemmbar war, ist das cholinerge Nervensystem der entscheidende Regulator auch der zephalen Phase der gekoppelten Motilität und Sekretion.

Pharmakologische Effekte

Beim Menschen lassen sich durch die Applikation von Pharmaka

a) eine gekoppelte Stimulation von Motilität und Sekretion,
b) eine Stimulation der sekretorischen Komponente bei Hemmung der motorischen oder umgekehrt,
c) eine gegensinnige Beeinflussung der Magensäure- und Pankreassekretion und
d) eine Hemmung von Motilität und Sekretion bis zur Entkopplung erzielen.

Im folgenden werden Beispiele für diese 4 Antworten des Gastrointestinaltrakts auf Pharmaka anhand eigener Daten aufgeführt.

Zu a. Das direkte Parasympathomimetikum Bethanechol bewirkt eine etwa dosisabhängige Stimulation von antroduodenaler Motilität, Magensäure- und Pankreasenzymsekretion [12].

Zu b. Die kombinierte Infusion von Sekretin und Caerulein in Dosen, die in der klinischen Praxis zur Testung der exokrinen Pankreassekretion verwendet werden, stimuliert Magensäure- und Pankreasenzymsekretion, hemmt aber die antroduodenale Motilität (Abb. 7, [13]).

Zu c. Der Histamin-H_2-Rezeptorantagonist Ranitidin hemmt die Magensäuresekretion, stimuliert aber die Flüssigkeitssekretion des Pankreas [13].

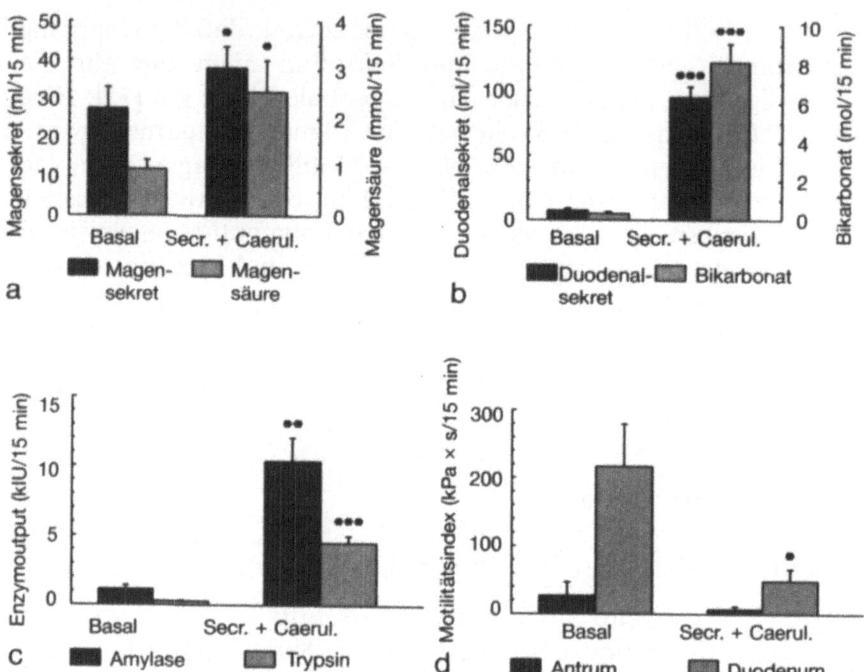

Abb. 7a–d. Entkopplung der gastrointestinalen Motilität und Sekretion unter kombinierter Infusion von Sekretin (125 ng · kg^{-1} · h^{-1}) und Caerulein (30 ng · kg^{-1} · h^{-1}), (*Secr. + Caerul.*). Die Kombination von Sekretin und Caerulein führt zu einem deutlichen Anstieg der gastralen Flüssigkeits- und Säuresekretion (*a*), stimuliert ausgeprägt Flüssigkeits- und Bikarbonatsekretion (*b*) und Enzymsekretion (*c*) des Pankreas, hemmt dagegen die antroduodenale Motilität (*d*), (charakterisiert durch die Motilitätsindizes). Mittelwert ± SEM; n = 6; *p<0,05, **p<0,01, ***p<0,001. (Nach [13])

Zu d. Der Muskarinrezeptorantagonist Atropin hemmt antroduodenale Motilität, Magensäure- und Pankreassekretion nahezu komplett und hebt ihre parallele Fluktuation auf [11, 12].

Interaktion pathologisch veränderter Motilität und Sekretion

Zur Pathophysiologie beim Kranken liegen wesentlich weniger verläßliche Daten vor als zur Physiologie beim Gesunden. Der Hauptgrund ist, daß detaillierte Untersuchungen die Intubation des Gastrointestinaltrakts und die Messung über mehrere Stunden erfordern und daher nur kleine Patientenkollektive untersucht wurden. An einer Gruppe von 10 Patienten mit chronischer Pankkreatitis und exokriner Pankreasinsuffizienz wurde die Magenentleerung mit gesunden Kontrollkollektiven verglichen [22]. Dabei war die absolute Menge des entleerten Mageninhalts pro Zeiteinheit bei den Pankreasinsuffizienten geringer (Abb. 8). Dieses Ergebnis wurde durch die Substitution von Pankreasenzymen nicht geändert. Jedoch war der Anteil des Mageninhalts, der pro Zeiteinheit entleert wurde, bei den Patienten nicht geringer, d. h. nicht die Magenentleerungsgeschwindigkeit selbst, sondern die Gesamtmenge des gebildeten Magensekrets und die Magensäuresekretion waren geringer. Diese reduzierte Säuresekretion ist jedoch nicht repräsentativ für alle Pankreasinsuffizienten [18].

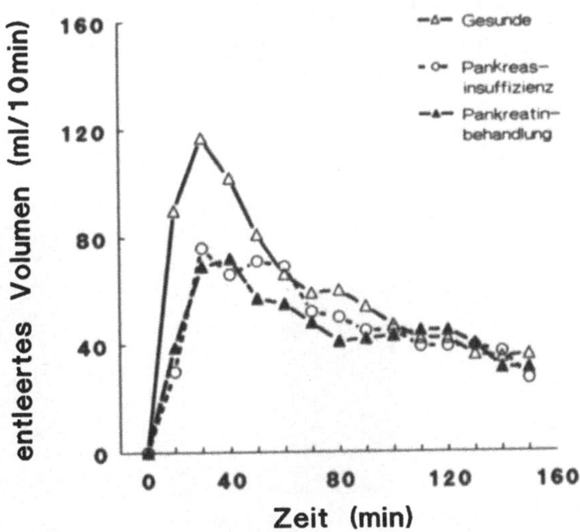

Abb. 8. Postprandiale Magenentleerung bei Pankreasinsuffizienz (n = 10). Während der ersten postprandialen Stunde ist die Magenentleerung bei unbehandelten und bei mit Pankreatin behandelten Patienten mit Pankreasinsuffizienz signifikant verzögert (p<0,05). Im weiteren Verlauf ist die Magenentleerungsgeschwindigkeit in allen untersuchten Gruppen gleich; die fraktionierte Magenentleerung (Quotient aus ins Duodenum entleertem Volumen und Magenvolumen) ist bei den Pankreasinsuffizienten nicht verändert. (Nach [22])

Ein Beispiel für die methodische Problematik der Messung von Motilität und Sekretion bei Patienten ist eine Studie, in der bei Magenteilresezierten (Billroth I und II) sowie total Gastrektomierten (Longmire-Gütgemann oder Roux-Y-Anastomose) mit dem Fluoresceindilaurattest die Pankreassekretion gemessen wurde [15]. In allen 4 Gruppen zeigte sich bei Tests ein beachtlicher pathologischer Prozentsatz; am besten schnitten die nach Billroth I Resezierten ab. Diese Ergebnisse sind jedoch schwierig zu interpretieren, weil die Magenresektion den gastrointestinalen Transit beschleunigt und über diesen Motilitätseffekt eine pathologisch niedrige Fluoresceindilauratresorption bewirken kann, ohne daß eine intrinsische Pankreassekretionsstörung vorliegt.

Beeinflußt die exokrine Pankreasinsuffizienz das interdigestive Motilitätsmuster? In einer Studie an 14 Patienten mit chronischer, alkoholtoxischer Pankreatitis war die Dauer des interdigestiven Gesamtzyklus im Antrum gegenüber gesunden Kontrollgruppen verlängert; dieses Phänomen beruhte auf einer verlängerten Phase II, während die Dauer der Phase I verkürzt war (Abb. 9, [21]). Das zyklische Muster der interdigestiven Motilität blieb

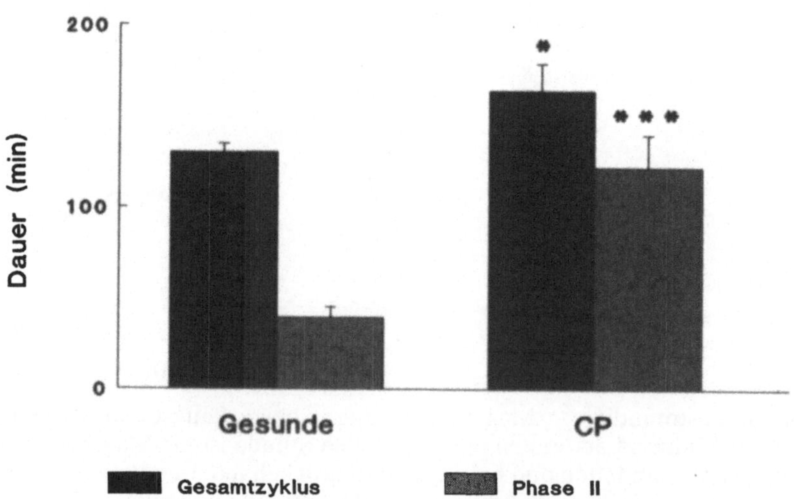

Abb. 9. MMC-Dauer bei chronischer Pankreatitis (*CP*). Die Gesamtdauer des interdigestiven Zyklus (*MMC* migrating myoelectric complex) im Magen ist bei CP durch eine prolongierte Phase II signifikant verlängert. Mittelwert ± SEM, n = 14; *p<0,05, ***p<0,001. (Nach [21])

aber erhalten, das Pankreas scheint kein wesentlicher Regulator dieses Musters zu sein.

Wie beeinflussen operative Eingriffe am Pankreas, die die Anatomie des antroduodenalen Segments verändern, die Magenentleerung? Zu dieser komplexen Frage liegen nur wenige Daten vor wie eine kürzlich publizierte Kasuistik [8]: Bei einem Patienten mit pyloruserhaltender Duodenopankreatektomie war postoperativ die Magenentleerung von Flüssigkeiten verzögert. Als elektrophysiologisches Korrelat wurden Tachygastrien, d. h. hochfrequente myoelektrische Signale, identifiziert, die analog zum Vorhofflimmern am Herzen mechanisch inaktiv sind.

In Abb. 10 ist das komplexe Zusammenspiel mukosaler, humoraler, neuraler und myogener Faktoren umrissen, das gastrointestinale Motilität und Sekretion reguliert. Es ist einleuchtend, daß Störungen dieser Interaktionen zu klinisch manifesten Symptomen führen. Die relative Bedeutung individueller Defekte in diesem Gefüge für die klinische Praxis ist jedoch noch nicht definiert.

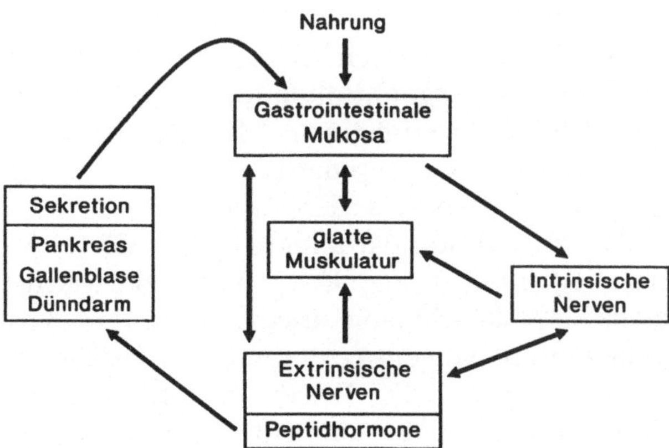

Abb. 10. Die gastrointestinale Motilität und Sekretion werden durch ein differenziertes Zusammenspiel mukosaler, humoraler, neuraler und myogener Faktoren reguliert. (Nach [9])

Zusammenfassung

In dieser Übersicht wurden die Regulation der interdigestiven, zephalen und intestinalen Phase der Pankreassekretion, die Kopplung und Entkopplung gastrointestinaler Motilität und Sekretion und die Interaktion von gestörter Pankreassekretion und Motilität dargestellt.

In der interdigestiven Phase werden Amylase, Lipase und Proteasen parallel sezerniert. Das cholinerge Nervensystem und das endogene Cholezystokinin (CCK) sind äquipotente Regulatoren der interdigestiven Pankreassekretion. In der zephalen und intestinalen Phase ist das cholinerge Nervensystem der dominierende Regulator. Da Atropin die Stimulation der Pankreasenzymsekretion durch exogene CCK-Zufuhr hemmt, scheint CCK zumindest teilweise an CCK-Rezeptoren auf cholinergen Neuronen zu binden und über die dadurch vermehrte Freisetzung von Azetylcholin seinen sekretagogen Effekt auszuüben. Nicht nur CCK, auch Sekretin stimuliert in postprandialen Dosen die Pankreasenzymsekretion; CCK und Sekretin wirken hier additiv. Die postprandiale Pankreasenzymsekretion ist proportional zum Kaloriengehalt der Mahlzeit. Unter den Nährstoffen stimulieren Fette am stärksten die Pankreasenzymsekretion.

In der interdigestiven Phase, während zephaler Stimulation und direkter cholinerger Stimulation mit einem Parasympathomimetikum sind gastrointestinale Motilität und Sekretion gekoppelt. Atropin und die kombinierte hochdosierte Infusion von Sekretin und CCK heben diese Kopplung auf.

Zur Interaktion pathologisch veränderter Motilität und Sekretion liegen nur wenige Daten vor. Bei exokriner Pankreasinsuffizienz ist die Magenentleerung unter Berücksichtigung der gehemmten Magensekretion nicht verändert. Bei chronischer Pankreatitis ist die Dauer des interdigestiven Gesamtzyklus verlängert, dies beruht auf einer verlängerten Phase II. Im differenzierten Zusammenspiel mukosaler, neuraler und peptiderger Faktoren in der Regulation gastrointestinaler Motilität und Sekretion ist die Bedeutung der Störung individueller Faktoren noch unzureichend definiert.

Literatur

1. Adler G, Reinshagen M, Koop I et al. (1989) Differential effects of atropine and a cholecystokinin receptor antagonist on pancreatic secretion. Gastroenterology 96: 1158–1164

2. Adler G, Drewe J, Steinmetz A et al (1990) Pancreatic secretory responses to long term infusions of secretin and cerulein in humans. Pancreas 5: 685–692

3. Adler G. Beglinger C, Braun U et al. (1991) Interaction of the cholinergic system and cholecystokinin in the regulation of endogenous and exogenous stimulation of pancreatic secretion in humans. Gastroenterology 100: 537–543

4. Debas HT, Konturek SJ, Grossman MI (1973) Pure cholecystokinin: pancreatic protein and bicarbonate response. Digestion 9: 469–481

5. Ekelund K, Johansson C (1975) Output of bilirubin and pancreatic enzymes in response to different liquid test meals in man. Scand J Gastroenterol : 507–511

6. Go VLW, Hoffman AF, Summerskill WHJ (1970) Pancreozymin bioassay in man based on pancreatic enzyme secretion: potency of specific amino acids and other digestive products. J Clin Invest 49: 1558–1564

7. Hildebrand P, Beglinger C, Gyr K et al. (1990) Effects of a cholecystokinin receptor antagonist on intestinal phase of pancreatic and biliary responses in man. J Clin Invest 85: 640–646

8. Hocking MP, Harrison WD, Sninksy CA (1990) Gastric dysrythmias following pylorus-preserving pancreaticoduodenectomy: possible mechanism for early delayed gastric emptying. Dig Dis Sci 35: 1226–1230

9. Katschinski M, Adler G (1990) Mechanismen der postprandialen Stimulation der gastrointestinalen Motilität und Pankreassekretion. Z Gastroenterol 29, Suppl 3: 13–17

10. Katschinski M, Dahmen G, Reinshagen M et al. (1990) Korrelation von antroduodenaler Motilität, Magensäuresekretion und Pancreassekretion in der interdigestiven Phase II beim Menschen. Z Gastroenterol 9: 491

11. Katschinski M, Dahmen G, Reinshagen M et al. (1991) Motor and secretory response to cephalic stimulation in man: cholinergic and cholecystokinin-mediated regulation. Gastroenterology 100: A647

12. Katschinksi M, Steinicke C, Dahmen G et al. (1991) cholinergic stimulation of upper gastrointestinal secretion and motility in man: effects of muscarinic and CCK receptor blockade. Gastroenterology 100: A278

13. Katschinski M, Dittmar F, Wank U et al. (1991) Effect of omeprazol and ranitidine on human exocrine pancreatic secretion. Eur J Gastroenterol Hepatol 3: 641–647

14. Keane FB, DiMagno EP, Malagelada JR (1981) Duodenogastric reflux in humans: its relationship to fasting antroduodenal motility and gastric, pancreatic and biliary secretion. Gastroenterology 81: 726–731

15. Köhler H, Nustede R, Barthel M et al. (1991) Secondary exocrine pancreatic insufficiency following different types of gastrectomy. Digestion 49: 32

16. Layer P, Chan ATH, Go VLW, DiMagno EP (1988) Human pancreatic secretion during phase II antral motility of the interdigestive cycle. Am J Physiol 254: G 249–G 253

17. Malagelada JR, Go VLW, DiMagno EP, Summerskill WHJ (1973) Interactions between luminal bile acids and digestive products on pancreatic and gallbladder function. J Clin Invest 52: 2160–2165.

18. Marotta F, O'Keefe SJD, Marks I et al. (1989) Pancreatic enzyme replacement therapy. Importance of gastric acid secretion, H2-antagonists, and enteric coating. Dig Dis Sci 34: 456–461

19. Olsen O, Ainsworth M, Schaffalitzky de Muckadell OB, Cantor P (1989) Fat and pancreatic secretion. Scand J Gastroenterol 24: 74–80

20. Osnes M, Hanssen LE, Larson S (1979) The unstimulated pancreatic secretion obtained by endoscopic cannulation, and the plasma secretin levels in man. Scand J Gastroenterol 14: 503–512

21. Pieramico O, Lorch R, Friess H et al. (1990) Beeinflußt die Erkrankung des Pankreas die gastrointestinale Motilität? Z Gastroenterol 9: 514

22. Regan PT, Malagelada JR, DiMagno EP, Go VLW (1979) Postprandial gastric function in pancreatic insufficiency. Gut 20: 249–254

23. Schmidt WE, Creutzfeldt W, Schleser A et al. (1991) Role of CCK in regulation of pancreaticobiliary functions and GI motility in humans: effects of loxiglumide. Am J Physiol 260: G 197–G 206

24. Schwarzendrube J, Niederau M, Lüthen R, Niederau C (1991) Effects of cholecystikinin-receptor blockade on pancreatic and biliary function in healthy volunteers. Gastroenterology 100: 1683–1690

25. Vantrappen GR, Peeters TI, Janssens J (1979) The secretory component of the interdigestive migrating motor complex in man. Scand J Gastroenterol 14: 663–667

26. You CH, Rominger JM, Chey WY (1982) Effects of atropine on the action and release of secretin in humans. Am J Physiol: G 608–G 611

Gastrointestinale Motilitätsstörungen im Senium

M. Katschinski und J. Schirra

Einleitung

Heutzutage beträgt in den westlichen Industrienationen der Anteil der Altersgruppe über 65 Jahre etwa 10 % [1]. Gastrointestinale Beschwerden sind eine der Hauptursachen für Arztbesuche in dieser Altersgruppe. Dies unterstreicht die Bedeutung gastrointestinaler Störungen des Seniums in der klinischen Praxis. Zweifellos ist der Gastrointestinaltrakt und seine Motilität dem Einfluß des Alterns unterworfen. Bei der Charakterisierung dieser Veränderungen muß die schwierige Aufgabe angegangen werden, zwischen physiologischen Alterungsvorgängen und der Manifestation von Erkrankungen im Senium zu differenzieren.

Ösophagusmotilität

Physiologische Alterung

Die pharyngoösophageale Funktion verändert sich im Alter. Jedoch ist die klinische Signifikanz dieser Veränderungen nach den bisher vorliegenden Daten gering. Im Senium ist der Ruhedruck des oberen Ösophagussphinkters gegenüber jüngeren Menschen erniedrigt (in einer Serie 52 ± 5 vs. 72 ± 6 mmHg (Abb. 1, [9]). Es besteht eine signifikante inverse Relation zwischen Lebensalter und Ruhedruck des oberen Ösophagussphinkters. Die schluckreflektorische Erschlaffung dieses Sphinkters beginnt im Vergleich zur pharyngealen Kontraktion zumindest tendenziell später (Abb. 1). Früher wurde das Krankheitsbild des Presbyösophagus postuliert mit erniedrigter Kontraktionsamplitude im

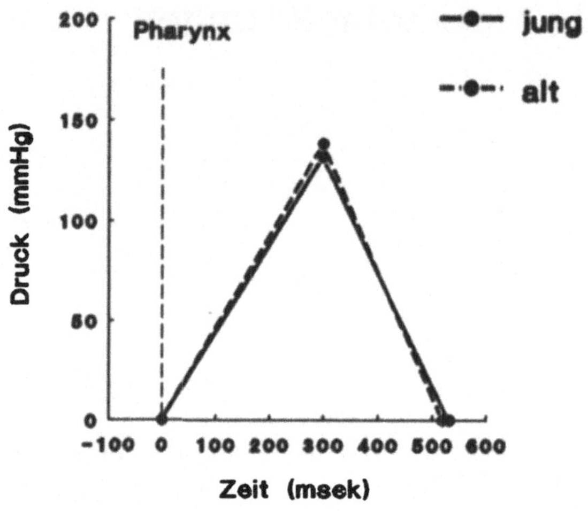

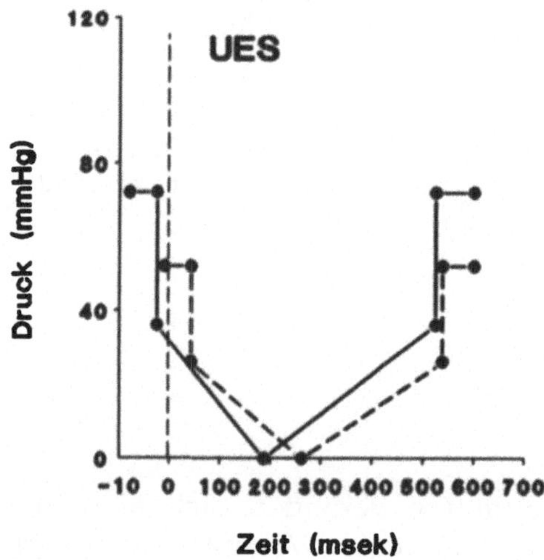

Abb. 1. Altersabhängige Änderungen der Funktion des oberen Ösophagussphinkters (UES), *p<0.01. Im Senium liegt der Ruhedruck des oberen Ösophagussphinkters niedriger, die schluckreflektorische Erschlaffung beginnt tendenziell später. (Nach [9])

Corpus oesophagi, häufigen tertiären Kontraktionen, verzögerter ösophagealer Entleerung, inkompletter schluckreflektorischer Erschlaffung des unteren Ösophagussphinkters und ösophagealer Dilatation [1]. Sorgfältige Untersuchungen eines geriatrischen Kollektivs asymptomatischer Probanden ohne Systemerkrankungen relativierten jedoch diese Auffassung [10]: Während in der Altersgruppe zwischen 70 und 80 Jahren die peristaltische Kontraktionsamplitude gegenüber einer jüngeren Kontrollgruppe nicht erniedrigt war, ließ in der Altersgruppe über 80 Jahren die ösophageale Kontraktionskraft deutlich nach (Abb. 2). Jedoch lag die mittlere Kontraktionsamplitude bei 50 mmHg und damit eindeutig über der kritischen Grenze für die ösophageale Entlee-

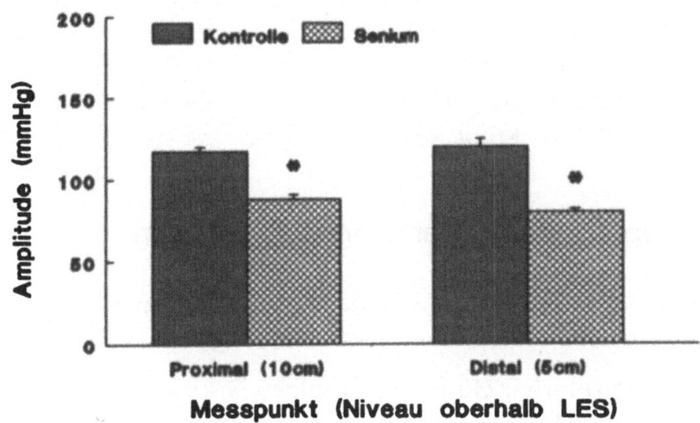

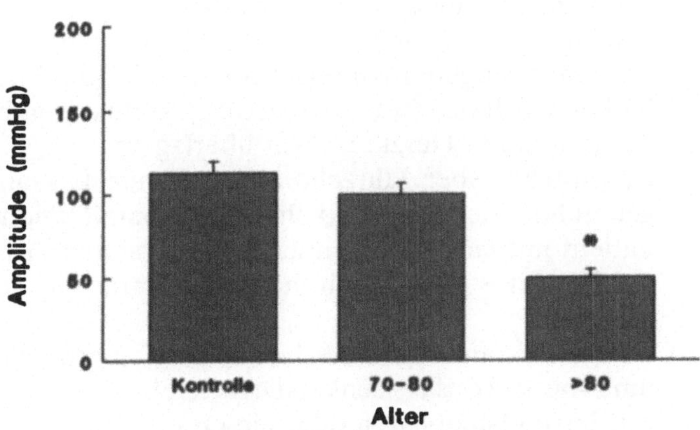

Abb. 2. Altersabhängigkeit der ösophagealen Kontraktionsamplitude; *oben:* geriatrisches Gesamtkollektiv (Altersgruppen 70–80 und >80 Jahre zusammengefaßt), *unten:* Differenzierung der Altersgruppen 70–80 und >80 Jahre; Meßpunkt hier 10 cm oberhalb des unteren Ösophagussphinkters (*LES* unterer Ösophagussphinkter, Mittelwert ± SEM; *p<0,01). In der Altersgruppe über 80 Jahre nimmt die Kontraktionsamplitude signifikant ab. (Nach [10])

rung von 30 mmHg [13]. Die schluckreflektorische Erschlaffung des unteren Ösophagussphinkters, der Anteil nicht peristaltisch fortgeleiteter Schluckakte und das Auftreten spontaner Kontraktionen waren im Senium nicht erhöht. Diese Daten zeigen, daß der physiologische Alterungsprozeß im Ösophagus durch eine nachlassende Muskelkraft bei intakter Innervation gekennzeichnet ist. Klinisch relevante Ösophagusmotilitätsstörungen im Alter beruhen in erster Linie auf Erkrankungen, nicht auf dem Alterungsprozeß selbst. Der Presbyösophagus reflektiert die erhöhte Prävalenz sich an der Speiseröhre manifestierender Erkrankungen im Alter und ist keine eigene Entität.

Ösophageale Erkrankungen im Senium

Die Besonderheiten ösophagealer Motilitätsstörungen im fortgeschrittenen Alter lassen sich wie folgt charakterisieren:

a) Die relative Häufigkeit einiger Erkrankungen ändert sich: ein Beispiel ist die Zunahme der sekundären, durch ein Malignom verursachten Achalasie im Senium.
b) Auch beim jüngeren Erwachsenen häufige Erkrankungen können im Alter ein komplexeres Erscheinungsbild bieten, das auf dem häufigeren Vorliegen von Zweiterkrankungen beruht. So kann sich der Brustschmerz der Refluxkrankheit mit dem der koronaren Herzkrankheit überlagern.
c) Chronische, über Jahrzehnte bestehende Erkrankungen zeigen in höherem Maß zeitabhängige Komplikationen. Der alte Patient mit lang bestehender Refluxkrankheit ist dem Risiko des Barrettösophagus mit möglicher Entartung vermehrt ausgesetzt.
d) Einige Erkrankungen erscheinen fast ausschließlich im Senium, wie z. B. das Zenker-Divertikel, die Dysphagie durch zervikale Osteophyten oder die Dysphagia aortica [5]. Wie in allen Altersstufen sind es typischerweise 3 Symptome, in denen sich ösophageale Erkrankungen manifestieren: Dysphagie, Brustschmerz und Sodbrennen.

Oropharyngeale Dysphagie. Die oropharyngeale Dysphagie ist eine Störung des Transfers des Speisebolus von der Mundhöhle in die Speiseröhre. Da die Dysphagie hier in der Regel nur eine Manifestation einer relativ offensichtlichen Erkrankung ist, sind diagnostische Probleme selten. Die Ursachen der oropharyngealen Dysphagie im Senium sind:

1. *zerebrovaskulär (besonders bei Hirnstammbeteiligung):*
   - Hirninfarkt,
   - Wallenberg-Syndrom,
   - Pseudobulbärparalyse;

2. *andere neuromuskuläre Störungen:*
   - Parkinson-Syndrom,
   - Polymyositis,
   - Myasthenia gravis,
   - Hypo- und Hyperthyreose,
   - amyotrophe Lateralsklerose;

3. oropharyngeale Tumoren;
4. Zenker-Divertikel;
5. vertebrale Osteophyten.

Die typischen Korrelate der oropharyngealen Dysphagie nach Hirnstamminfarkten sind eine erniedrigte pharyngeale Kontraktionsamplitude, die Dyskoordination zwischen pharyngealer Kontraktion und Erschlaffung des oberen Ösophagussphinkters und die inkomplette Erschlaffung dieses Sphinkters (Abb. 3, [5]). Patienten mit einem dieser Phänomene sind Kandidaten für eine cricopharyngeale Myotomie [3]. Die Schwäche der Pharynxmuskulatur ist das entscheidende Phänomen bei der oropharyngealen Dysphagie bei Polymyositis, Myasthenia gravis und der Hyperthyreose. Beim Zenker-Divertikel wurde pathogenetisch ein frühzeitiger Verschluß des oberen Ösophagussphinkters verantwortlich gemacht. Neuere Studien mit differenzierter manometrischer Technik fanden dagegen keine Dyskoordination zwischen Pharynxkontraktion und Erschlaffung des oberen Ösophagussphinkters [15]. Die Pathogenese bleibt also kontrovers. Die adäquate Therapie besteht in der Ektomie des Divertikels mit oder ohne cricopharyngeale Myotomie. Angesichts der Häufigkeit zervikaler Osteoarthropathien ist die Kompression der Speiseröhre mit Dysphagie durch anteriore Spondylophyten selten.

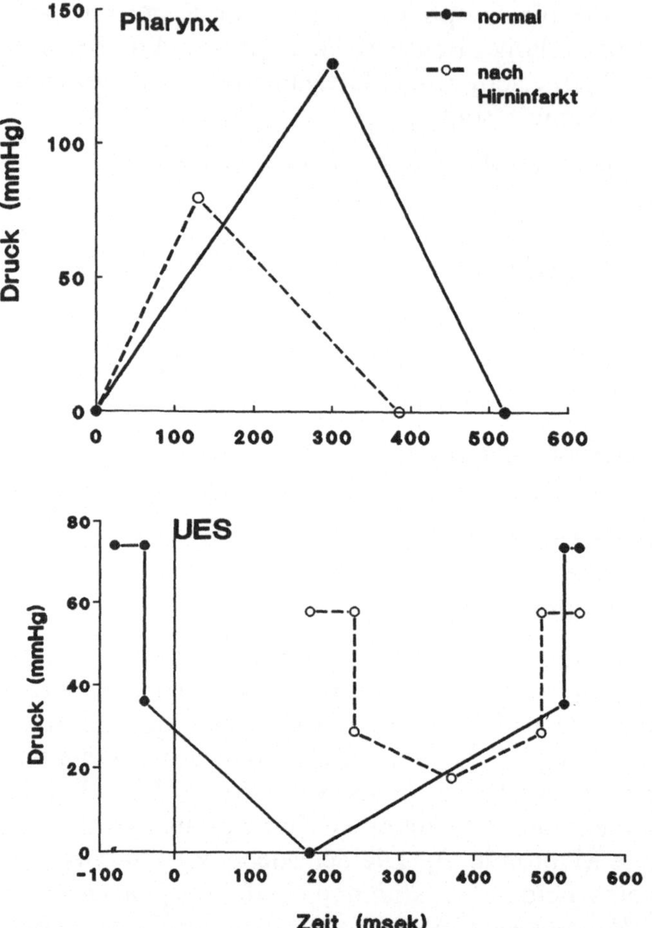

Abb. 3. Pharyngoösophageale Motilitätsstörungen nach Hirninfarkt: Erniedrigung der pharyngealen Kontraktionsamplitude und des Ruhedrucks des oberen Ösophagussphinkters (*UES*), zur pharyngealen Kontraktion dyskoordinierte und inkomplette Erschlaffung dieses Sphinkters. (Nach [5])

Ösophageale Dysphagie. Sie bezeichnet Störungen des Transports des geschluckten Bolus entlang des Ösophagus. Die wichtigsten Ursachen im Senium sind:

– Achalasie,
– Sklerodermie,

– diffuser Ösophagospasmus,
– Nußknackerösophagus,
– Ösophaguskarzinom,
– Refluxkrankheit,
– peptische Stenose,
– Ringe und Webs,
– vaskulär: Dysphagia aortica,
– medikamenteninduzierte Läsionen.

Unter den benignen Erkrankungen sind insbesondere die Achalasie, die Refluxkrankheit und medikamentös induzierte Läsionen von Bedeutung. Die Dysphagia aortica ist eine typische Störung des Seniums, bei der die Speiseröhre durch ein großes thorakales Aortenaneurysma oder zwischen der rigiden Aorta und dem Herzen komprimiert wird [5].

Bei Erstmanifestation der Achalasie im Senium muß eine sekundäre, tumorassoziierte Form ausgeschlossen werden. Solche

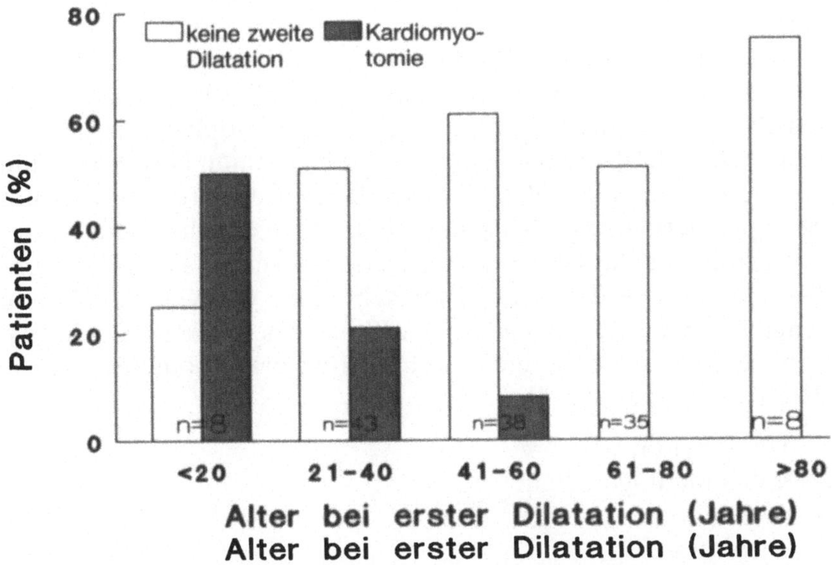

Alter bei erster Dilatation (Jahre)

Abb. 4. Altersspezifische Ergebnisse der Therapie der Achalasie. Die Mehrzahl der geriatrischen Patienten benötigt keine zweite pneumatische Dilatation, kein Patient aus dieser Gruppe muß kardiomyotomiert werden. (Nach [21])

Tumoren sind am häufigsten proximale Magenkarzinome, aber auch Pankreaskarzinome, Bronchialkarzinome; Sarkome und Lymphome können das Bild einer Achalasie verursachen [12]. Im Senium ist der Brustschmerz ein selteneres Symptom der Achalasie als bei jüngeren Patienten. Der Ruhedruck des unteren Ösophagussphinkters ist bei geriatrischen Achalasiepatienten unverändert gegenüber jüngeren. Dagegen ist der Residualdruck bei schluckreflektorischer Erschlaffung im Senium niedriger [7]. Zusammen mit der leichteren Desintegrierbarkeit und geringeren Regenerationskapazität der Ösophagusmuskulatur im Senium scheint dieser niedrigere Residualdruck für die besonders günstigen Ergebnisse der pneumatischen Dilatation im Senium verantwortlich zu sein: In einem großen Achalasiekollektiv benötigte keiner der Patienten, die zum Zeitpunkt der ersten pneumatischen Dilatation älter als 60 Jahre waren, anschließend eine Heller-Myotomie. Bei der Mehrzahl war keine weitere pneumatische Dilatation erforderlich (Abb. 4, [21]. Bei geriatrischen Achalasiepatienten in sehr schlechtem Allgemeinzustand kommt auch eine medikamentöse Therapie mit Nifedipin in Betracht [24].

Mit zunehmendem Alter nimmt der gastroösophageale Reflux mäßiggradig zu [22]. Die Ursache ist nicht definitiv klar, zumal mit zunehmendem Alter der Tonus des unteren Ösophagussphinkters gleich bleibt [20] und die Säuresekretion abnimmt [14]. Es könnte von Bedeutung sein, daß im Senium die neutralisierende Kapazität des Speichels geringer zu sein scheint: nach ösophagealer Säureperfusion war die Bikarbonatsekretion geringer als in der Kontrollgruppe [23]. Besonders zu beachten ist, daß viele im Senium eingenommene Medikamente den Tonus des unteren Ösophagussphinkters reduzieren und so zum Reflux prädisponieren. Solche Medikamente sind z. B.:

- Theophyllin,
- Kalziumantagonisten,
- Nitrate,
- Barbiturate,
- Morphin,
- Dopamin.

Eine Besonderheit des Seniums ist ferner die Anfälligkeit für medikamenteninduzierte strukturelle Läsionen der Ösophaguswand. Bei älteren Patienten ist dieses Risiko größer, weil sie

a) mehr Medikamente einnehmen,
b) häufiger anatomische oder funktionelle Anomalien der Speiseröhre aufweisen,
c) die Speichelproduktion im Alter nachläßt und
d) sie mehr Zeit im Liegen verbringen [5].

Solche Läsionen variieren von der fokalen Rötung über das Ulkus bis zur Striktur. Die wichtigsten auslösenden Medikamente sind:

häufig:
– Tetrazykline,
– Kaliumchlorid,
– Chinidin,
– nichtsteroidale Antiphlogistika,

selten:
– Clindamycin,
– Lincomycin,
– Eisensulfat,
– Askorbinsäure,
– Theophyllin.

Magenmotilität

Physiologische Alterung

An einem geriatrischen Kollektiv, dessen Patienten keinen Diabetes und keine gastrointestinalen Erkrankungen aufwiesen, wurde gezeigt, daß im Senium die Entleerung fester Speisen nicht beeinträchtigt ist, während ein flüssiger Kalorienträger verlangsamt entleert wird (Abb. 5, [17]). Zusätzlich fiel in dieser Studie ein Verlust der Diskriminierung zwischen der Entleerung fester und flüssiger Speisen auf, dabei werden Flüssigkeiten wie feste Speisen entleert. Der zugrundeliegende Mechanismus ist unklar und von fraglicher klinischer Relevanz, da nur wenige alte

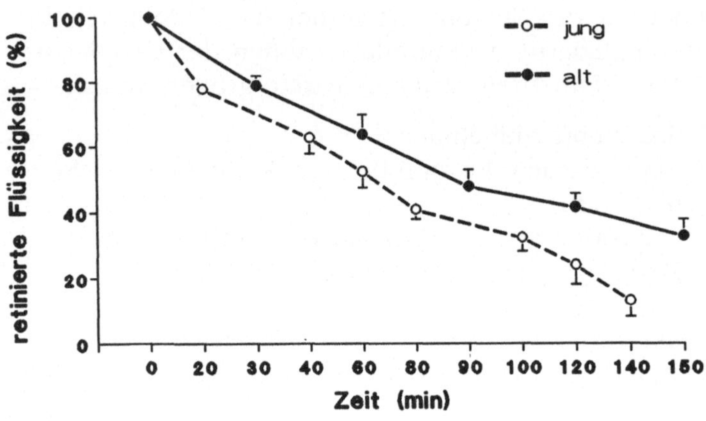

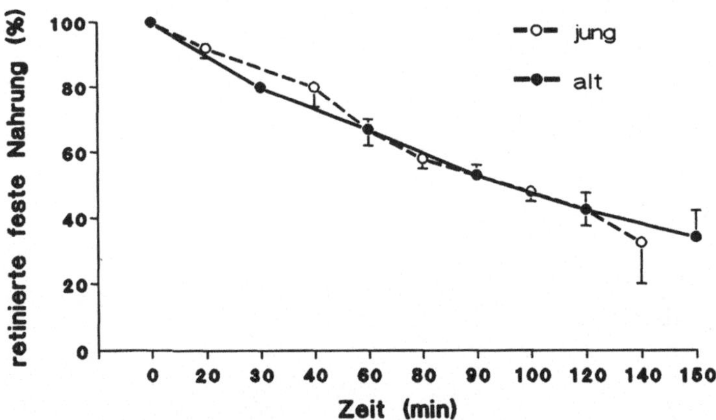

Abb. 5. Effekt des Alterns auf die Magenentleerung flüssiger (*oben*) und fester Nahrung (*unten*), Mittelwert ± SEM. Im Senium ist die Entleerung flüssiger Speisen verlangsamt. (Nach [17])

Menschen ohne systemische Erkrankungen Symptome der gestörten Magenentleerung zeigen. Andererseits können asymptomatische Veränderungen der Magenentleerung zu unvorhersehbarer Pharmakokinetik von Medikamenten führen und für Dosierungen im Senium bedeutsam sein [6].

Bortolotti et al. [3] fanden an einem kleinen Kollektiv von geriatrischen Patienten unabhängig davon, ob eine Normazidität oder Hypazidität bei chronisch atrophischer Gastritis bestanden,

Veränderungen der interdigestiven Motilität: im Senium traten eindeutig weniger Phasen III im Untersuchungszeitraum auf; dieses Phänomen korrelierte mit einer Reduktion der Amplitude des Motilinpeaks (Abb. 6). Ausgeprägte Anstiege des Plasmamotilinspiegels sind mit dem Auftreten gastraler Phasen III assoziiert [19]. Diese Daten sprechen für eine Störung des neurohormonalen Kontrollsystems der Motilität im Senium.

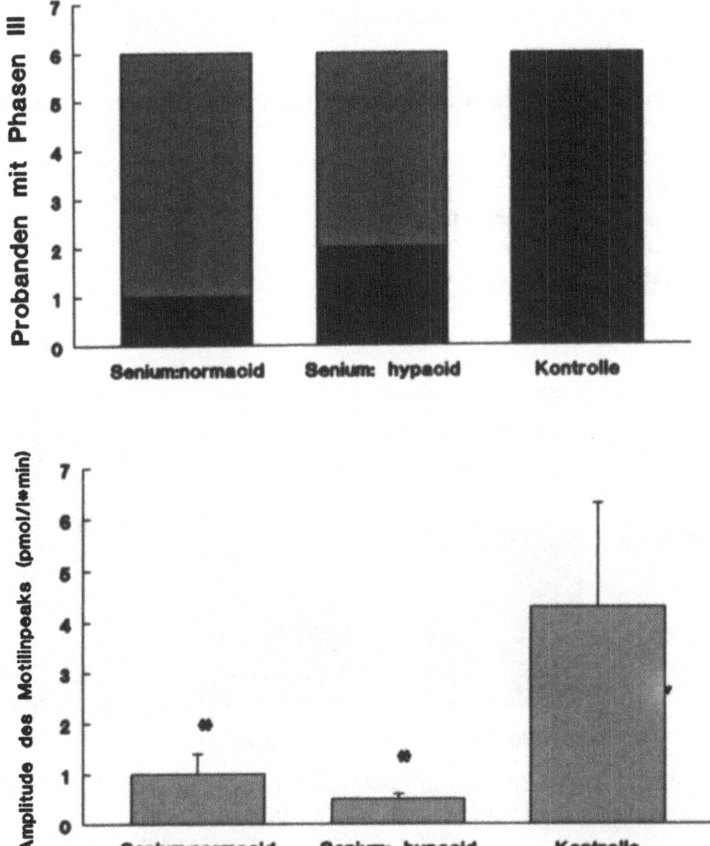

Abb. 6. Interdigestive gastrale Motilität (*oben*) und Amplitude des Motilinpeaks (*unten*) im Senium, Mittelwert ± SEM; *p<0,05. Im Senium sind unabhängig von der Säuresekretion die Inzidenz von Phasen III und die Amplitude des Motilinpeaks erniedrigt. (Nach [3])

Pathologische Magenmotilität im Senium

Erkrankungen, die sich im Senium in Form gestörter gastraler Motilität manifestieren, sind besonders die chronisch-atrophische Gastritis, der Diabetes mellitus und Störungen als Nebenwirkung von Pharmaka. Die Magenentleerung fester Speisen ist bei der chronisch-atrophischen Gastritis verlangsamt [8], diese Form der Gastritis ist im Senium häufig. Darüber hinaus induzieren insbesondere Systemerkrankungen und die Medikation relevante Magenmotilitätsstörungen im Senium. Unter den Systemerkrankungen hat der Diabetes mellitus die größte praktische Bedeutung [16].

Wichtige Medikamente, die eine Gastroparese induzieren können, sind:

– Narkotika,
– trizyklische Antidepressiva,
– L-Dopa,
– Anticholinergika,
– β-Mimetika.

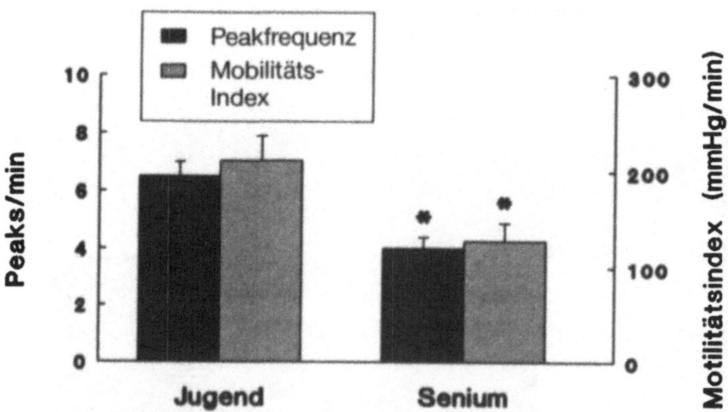

Abb. 7. Die Aktivität der postprandialen Jejunummotilität ist im Senium vermindert, Mittelwert ± SEM; *p<0.05. (Nach [2])

Dünndarmmotilität

Physiologische Alterung

Die orozäkale Transitzeit ist im Senium nicht verändert [18]. Keine Phase der interdigestiven Dünndarmmotilität zeigte bei einem geriatrischen Kollektiv Veränderungen gegenüber einem jungen Vergleichskollektiv [2]. Jedoch war das postprandiale Motilitätsmuster im Jejunum im Senium weniger aktiv (Abb. 7). Die klinische Erfahrung weist jedoch darauf hin, daß diese verminderte Stimulierbarkeit durch eine Mahlzeit per se keine relevante Symptomatik verursacht. Trotzdem sind Effekte auf Pharmakokinetik und möglicherweise Absorption von Nährstoffen möglich.

Pathologische Dünndarmmotilität im Senium

Während der Alterungsprozeß selbst die intestinale wie die gastrale Motilität nicht höhergradig beeinflußt, sind schwerwiegende Motilitätsstörungen durch Systemerkrankungen und medikamentöse Nebenwirkungen häufig. Erkrankungen, die die intestinale Motilität stören, schließen muskuläre Störungen (z. B. Sklerodermie), die Infiltration durch abnormes Gewebe (Amyloidose), Neuropathien (Diabetes mellitus) und reversible neuromuskuläre Störungen (Myxödem, Hypokaliämie) ein [11]. Die Möglichkeit, daß intestinale Dysfunktion mit konsekutiver Malabsorption den klinischen Verlauf solcher Erkrankungen verschlechtert, muß immer bedacht werden. Noch häufiger sind Nebenwirkungen von Medikamenten, die das Bild einer intestinalen Pseudoobstruktion imitieren können. Solche Medikamente sind z. B.:

- Phenothiazine,
- trizyklische Antidepressiva,
- Parkinson-Therapeutika,
- α-adrenerge Agonisten,
- Vincristin.

Die größte Gefahr geht dabei von Pharmaka aus, die anticholinerge Effekte haben (z. B. trizyklische Antidepressiva). Die chronische Einnahme von Medikamenten, die die intestinale Motilität hemmen, fördert eine bakterielle Fehlbesiedlung.

Zusammenfassung

Heutzutage beträgt in den westlichen Industrienationen der Anteil der Altersgruppe über 65 Jahre etwa 10 %, und gastrointestinale Beschwerden sind eine der Hauptursachen für Arztbesuche in dieser Altersgruppe. Bei der Beurteilung gastrointestinaler Motilitätsstörungen im Senium muß unterschieden werden zwischen normalen Alterungsprozessen und Erkrankungen, die sich besonders im Senium manifestieren. Im Rahmen des physiologischen Alterungsprozesses sinken der Tonus des oberen Ösophagussphinkters und die peristaltische Kontraktionsamplitude; diese Veränderungen führen jedoch in der Regel nicht zu Symptomatik. Die wichtigsten Ursachen der oropharyngealen Dysphagie im Senium sind Hirninfarkte, neuromuskuläre Störungen wie das Parkinson-Syndrom, Tumoren, das Zenker-Divertikel und vertebrale Osteophyten. Unter den Ursachen der ösophagealen Dysphagie im Senium dominieren neben dem Ösophaguskarzinom die Achalasie und die Refluxkrankheit. Für das Senium spezifische Ursachen sind die Dysphagia aortica und medikamenteninduzierte Läsionen. Gastrale interdigestive Phasen III treten im Alter seltener auf, eine Erklärungsmöglichkeit ist die erniedrigte Amplitude des Motilinpeaks. Die Diskriminierung zwischen der Entleerung flüssiger und fester Speisen erscheint im Alter zu Lasten der Entleerung von Flüssigkeiten gestört. Das zyklische Muster der Dünndarmmotilität bleibt im Senium erhalten, die Aktivität der postprandialen Dünndarmmotilität ist leicht reduziert. Klinisch manifeste Motilitätsstörungen im Magen und Dünndarm entstehen weniger durch den Alterungsprozeß selbst, sondern durch im Senium vermehrt auftretende Systemerkrankungen (Diabetes mellitus, Amyloidose) und als Nebenwirkung von Medikamenten (Phenothiazine, trizyklische Antidepressiva, Parkinson-Therapeutika, Clonidin).

Literatur

1. Altman DF (1990) Changes in gastrointestinal, pancreatic, biliary, and hepatic function with aging. Gastroenterol Clin Am 19: 227–234
2. Anuras S, Sutherland J (1984) Jejunal manometry in healthy elderly subjects. Gastroenterology 86: 1016
3. Bonavina L, Nazir AK, DeMeester TR (1985) Pharyngoesophageal dysfunctions: the role of cricopharyngeal myotomy. Arch Surg (1985) 120: 541–549
4. Bortolotti M, Frada G, Vezzadini P et al. (1987) Influence of gastric acid secretion on interdigestive gastric motor activity and serum motilin in the elderly. Digestion 38: 226–233
5. Castell DO (1990) Esophageal disorders in the elderly. Gastroenterol Clin N Am 19: 235–254
6. Cheskin LJ, Scuster MM (1989) Motility and ageing. Motility 8: 4–6
7. Clouse RE, Abramson BK, Todorczuk JR (1991) Achalasia in the elderly: Effects of aging on clinical presentation and outcome. Dig Dis Sci 36: 225–228
8. Frank EB, Lange R, McCallum RW (1981) Abnormal gastric emptying in patients with atrophic gastritis with or without pernicious anemia. Gastroenterology 80: 1551
9. Fulp SR, Dalton CB, Castell JA, Castell DO (1990) Aging-related alterations in human upper esophageal sphincter function. Am J Gastroenterol 85: 1569–1572
10. Hollis JB, Castell DO (1974) Esophageal function in elderly men: a new look at "presbyesophagus". Ann Intern Med 80: 371–374
11. Holt PR (1985) The small intestine. Clin Gastroenterol 14: 689–723
12. Kahrilas PJ, Kisak SM, Helm JF (1987) Comparison of pseudo-achalasia and achalasia. Am J Med 72: 49
13. Kahrilas PJ, Dodds WJ, Hogan WJ (1988) Effect of peristaltic dysfunction on esophageal volume clearance. Gastroenterology 94: 73–80
14. Kekki M, Samloff IM, Ihamäki T et al. (1982) Age- and sex-related behaviour of gastric acid secretion at the population level. Scand J Gastroenterol 17: 737–743
15. Knuff TE, Benjamin SB, Castell DO (1982) Pharyngoesophageal (Zenker's) diverticulum; a reappraisal. Gastroenterology 82: 734
16. Loo FD, Palmer DW, Soergel KH et al. (1984) Gastric emptying in patients with diabetes mellitus. Gastroenterology 86: 485–494
17. Moore JG, Tweedy C, Christian PE, Datz FL (1983) Effect of age on gastric emptying of liquid-solid meals in man. Dig Dis Sci 28: 340–344
18. Piccione PR, Holt PR, Culpepper-Morgan JA et al. (1990) Intestinal dysmotility syndromes in the elderly: measurement of orcecal transit time. Am J Gastroenterol 85: 161–164

19. Rees WDW, Malagelada JR, Miller LJ (1982) Human interdigestive and postprandial gastrointestinal motor and gastrointestinal hormone patterns. Dig Dis Sci 27: 321–329
20. Richter JE, Wu WC, Johns DN et al. (1987) Esophageal manometry in 95 healthy adult volunteers: variability of pressures with age and frequency of "abnormal" contractions. Dig Dis Sci 32: 583–592
21. Robertson CS, Fellows IW, Mayberry JF, Atkinson M (1988) Choice of therapy for achalasia in relation to age. Digestion 40: 244–250
22. Smout AJPM, Breedijk M, Van der Zouw C, Akkermans LMA (1989) Physiological gastroesophageal reflux and esophageal motor activity studies with a new system for 24-hour recording and automated analysis. Dig Dis Sci 34: 372–378
23. Sonnenberg A, Steinkamp U, Weise A (1982) Salivary secretion in reflux esophagitis. Gastroenterology 83: 889
24. Thomas E, Lebow RA, Gubler RJ, Bryant LR (1984) Nifedipine for the poor risk elderly patient with achalasia: objective response demonstrated by solid meal study. South Med J 77: 394–396

Diagnostik motilitätsbedingter Störungen im oberen Gastrointestinaltrakt

R. Winkelmann und C. Niederau

Einleitung: Pathophysiologie gastrointestinaler Motilitätsstörungen

Koordinierte gastrointestinale Motilität kommt durch ein komplexes Zusammenspiel von neurogenen und humoralen Faktoren, der Spontanaktivität der gastrointestinalen glatten Muskulatur und dem Einfluß der Darminhalte zustande.

Gastrointestinale Motilitätsstörungen können neurogener oder myogener Herkunft sein oder durch eine Kombination neurogener und myogener Faktoren bedingt sein:

Neuropathien
Enterisches Nervensystem (ENS):
– chronische idiopathische intestinale Pseudoobstruktion,

Viszerales autonomes Nervensystem:
– diabetische Enteropathie,
– degenerative Erkrankungen,

ZNS-Einflüsse:
– Stress,
– irritables Darmsyndrom,

Myopathien
– primäre viszerale Myopathien,
– Kollagenosen,
– muskuläre Dystrophien,

Faktoren mit Wirkung auf Nerven und Muskeln
- humorale Einflüsse,
- Nebenwirkungen von Medikamenten,
- postoperative Komplikationen,
- infektiöse Diarrhö.

In den letzten Jahren wurde die Struktur und Funktion des enterischen Nervensystems (ENS) genauer untersucht [10, 16]. Das ENS stellt die größte Ansammlung von Nervenzellen außerhalb des Gehirns dar. Im Ösophagus werden die propulsiven Kontraktionen durch vagale und intramurale Nervenbahnen koordiniert. Nach Nahrungsaufnahme verändert die intraluminale Distension das Motilitätsmuster. Im Magen und Dünndarm haben der Kaloriengehalt und die Art der aufgenommenen Nährstoffe wichtige Wirkungen auf die Motilität. So wird beim Menschen durch intraduodenale Instillation der essentiellen Aminosäure Tryptophan ein Anstieg der Kontraktionsaktivität im Duodenum ausgelöst [8] (Abb. 1).

Verschiedene gastrointestinale Hormone sind an der Regulation gastrointestinaler Motilität beteiligt [15]. Motilin ist möglicherweise das einflußreichste humorale Agens. In der Diagnostik von Motilitätsstörungen läßt sich nur die Folge der Störungen auf

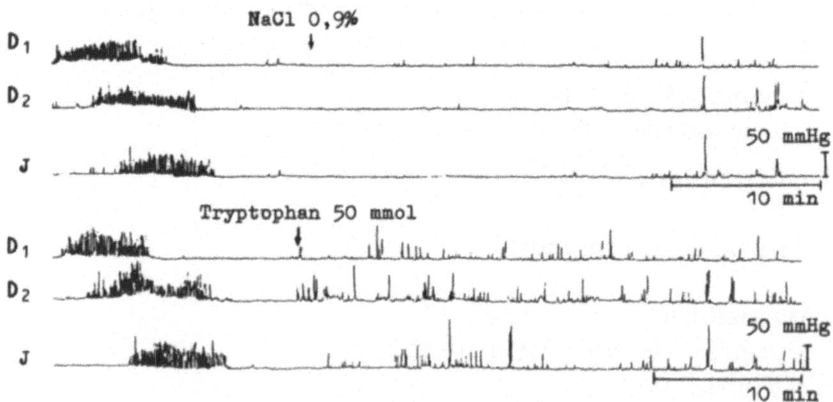

Abb. 1. Dünndarmmanometrie bei einem gesunden Probanden. Die Ableitungen liegen im proximalen Duodenum ((D_1), distalen Duodenum (D_2), und Jejunum (J); die Kontraktionsfrequenz steigt nach Gabe von Tryptophan an

neurogener oder myogener Ebene nachweisen, die als Kontraktionsstörung oder Passagestörung erscheint. Eine pathophysiologische Zuordnung ist in der Mehrzahl der Fälle nicht möglich.

Untersuchungstechniken bei Motilitätsstörungen im oberen Gastrointestinaltrakt

Techniken zur Untersuchung der Motilität im oberen Verdauungstrakt:

Radiologische Verfahren
- Bariumbreischluck, Bariumbrotschluck, Bariumreisschluck,
- Hochfrequenzkinematographie,
- Magen-Darm-Passage, Dünndarmpassage;

Manometrie
- Mehrpunktmanometrie,
- Durchzugsmanometrie,
- Langzeitmanometrie (kombiniert mit Langzeit-pH-Metrie);

Szintigraphie
- Transitzeitmessung im Ösophagus,
- Magenentleerungsmessung für feste und flüssige Nahrung;

Sonographie
- Magenentleerungsmessung für feste oder flüssige Nahrung;

Ableitung von Potentialschwankungen
- Elektrogastrographie (mukosal oder kutan),
- Ableitung evozierter Potentiale (nach elektrischer Stimulation);

Techniken zur Bestimmung der Transitzeiten
- H_2-Atemtest (orozäkale Transitzeit),
- radiologische Markertechniken,
- szintigraphische Transitmessung.

Röntgenuntersuchung

Die Röntgenuntersuchung hat ihren festen Platz in der Diagnostik der Motilitätsstörungen des oberen Gastrointestinaltrakts. Die Gabe von Kontrastmittel erlaubt die bildliche Darstellung des Schluckakts und der weiteren Passage. Die Darstellung von Wandkonturen, die Peristaltik und die Passagezeit sind wichtige Kriterien in der Beurteilung von Motilitätsstörungen. Somit erlaubt die Röntgendiagnostik eine qualitative oder semiquantitative Motilitätsbeurteilung.

Bei Refluxbeschwerden ist der Nachweis einer Hiatushernie von diagnostischer Bedeutung. Der Nachweis gelingt durch eine Ösophaguspassage mit besonderer Lagerung, z. B. Kopftieflage.

Der Bariumbreischluck gehört zu den Standarduntersuchungstechniken der Ösophagusmotilität. Typische Bilder ergeben sich für die Achalasie und den Ösophagusspasmus. Um die Motilitätsstörungen für feste Speisen herauszuarbeiten, verwendet man den Bariumbrotschluck oder den Bariumreisschluck [14]. Hier werden die Passagezeit und das Auftreten von pathologischen Kontraktionen beurteilt.

Die Hochfrequenzkinematographie erlaubt die verlangsamte Darstellung des Schluckakts durch Videotechnik. Diese Methode verbessert besonders die Diagnostik der oberen Dysphagie, z. B. der Achalasie des oberen gastroösophagealen Sphinkters [4].

Die Magen-Darm-Passage und die Dünndarmpassage dienen häufig eher dem Ausschluß organischer Stenosen als der Motilitätsbeurteilung. In der Regel können nur stark verlängerte oder beschleunigte Passagezeiten erfaßt werden.

Manometrie

Die Manometrie ermöglicht eine quantitative Beurteilung der Motilität. Kontraktionsfrequenzen sowie Dauer und Amplitude der aufgezeichneten Kontraktionen werden zur Beurteilung herangezogen.

Die Meßeinrichtung besteht aus einer mehrlumigen Sonde mit Seitöffnungen, einer pneumohydraulischen Perfusionseinheit und elektromechanischen Druckwandlern (Transducern, Abb. 2). Mittlerweile wurden verkleinerte, tragbare Apparate hergestellt, die eine 24-h-Manometrie ermöglichen. Auch eine simultane Aufzeichnung von Motilität und pH-Werten ist möglich.

Die Ösophagusmanometrie hat ihren festen Platz in der klinischen Diagnostik. Die übliche Ösophagusmanometriesonde hat 8 zirkulär angeordnete, seitliche Perfusionsöffnungen. So können Druckmessungen gleichzeitig in verschiedenen Höhen durchgeführt werden, was für die Beurteilung der Fortleitung von Kontraktionen von Bedeutung ist. Gegenüber dem „schnellen Durchzug" hat sich im klinischen Alltag der „langsame Durchzug" durchgesetzt, der eine Differenzierung der einzelnen Schluckakte beim langsamen Zurückziehen der Sonde erlaubt. Typische Kontraktionsmuster ergeben sich z. B. für die Achalasie, den diffusen Ösophagusspasmus und die Sklerodermie.

Sleeve-Katheter haben eine ca. 2–3 cm lange perfundierte Meßzone, die sich besonders für die Beurteilung von Hochdruck-

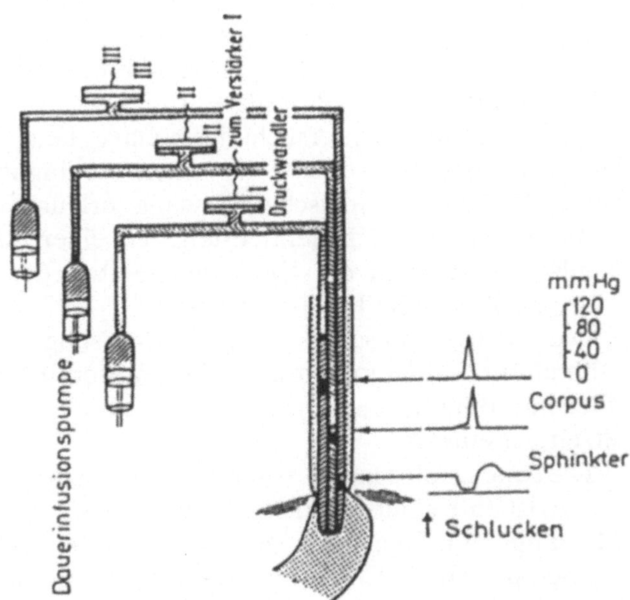

Abb. 2. Prinzip der Mehrpunktmanometrie

zonen, wie z. B. dem unteren gastroösophagealen Sphinkter, eignen.

Die Dünndarmmanometrie und die Manometrie des M. sphincter oddi bleiben speziellen Indikationen und spezialisierten Zentren vorbehalten. Die Dünndarmmanometriesonde ist meistens 8lumig, die Sondentypen variieren jedoch. Meist folgen die oralwärts gelegenen Perfusionsöffnungen in kurzen cm-Abständen aufeinander, während die aboralwärts gelegenen in größeren Abständen angeordnet sind. Bei der Positionierung der Sonde sollten die proximalen Öffnungen im Antrumbereich liegen, um die hier typischen kräftigen Kontraktionen aufzuzeichnen. Die Manometrie des M. sphincter oddi wird im Rahmen einer ERCP durchgeführt, in dieser Übersicht jedoch nicht näher beschrieben.

Weitere Untersuchungsmethoden

Die Ableitung von evozierten Potentialen nach elektrischer Stimulation der Speiseröhre kann zur Differenzierung von neurogen bzw. myogen bedingten Motilitätsstörungen beitragen [5]. Die Szintigraphie läßt wie die Röntgenkontrastmitteluntersuchung eine Motilitäts- und Passagebeurteilung zu. Der Vorteil der szintigraphischen Untersuchungstechnik liegt darin, daß die Untersuchung unter physiologischen Bedingungen stattfinden kann. Die szintigraphische Messung erlaubt eine verläßliche Bestimmung der Magenentleerungszeit einer flüssig-festen Testmahlzeit und kann die Entleerungszeiten der festen und der flüssigen Bestandteile differenzieren.

Die szintigraphischen Transitzeitmessungen in Ösophagus, Dünndarm und Kolon bieten keinen wesentlichen Vorteil gegenüber herkömmlichen Röntgenuntersuchungen oder Markertransitzeitmessungen.

Die sonographische Messung der Magenentleerung von Flüssigkeiten ist eine ebenso verläßliche Technik wie die szintigraphische Messung. Im Gegensatz zur Szintigraphie kann man jedoch sonographisch die Entleerung von festen und flüssigen Nahrungsbestandteilen nicht unterscheiden. Deshalb besitzt die szintigraphische Technik die größere klinische Bedeutung.

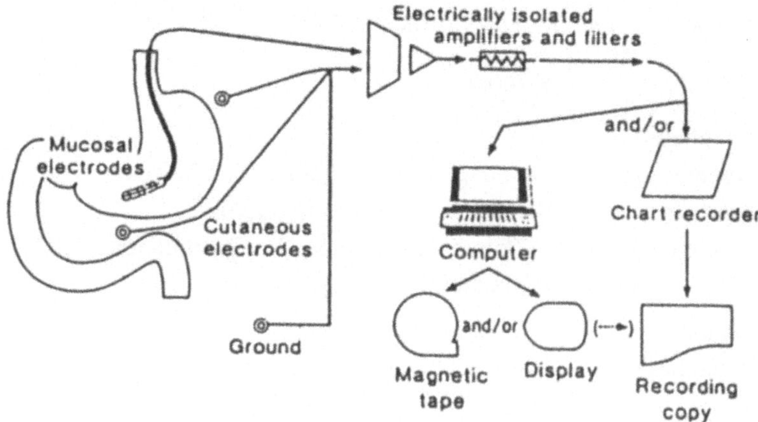

Abb. 3. Prinzip der Elektrogastrographie

Die Elektromyographie ist eine invasive Untersuchungsmethode, die bisher wissenschaftlichen Fragestellungen vorbehalten ist. Bei der Elektrogastrographie wird über interne (Serosa-) oder externe (Haut)elektroden die elektrische Aktivität des Magens aufgezeichnet ([1], Abb. 3). Die kutane Ableitung ermöglicht eine nichtinvasive Motilitätsbeurteilung. Die Auswertung der Frequenzspektren und deren pathogenetische Bedeutung muß jedoch noch näher untersucht werden.

Diagnostik gastrointestinaler Motilitätsstörungen

Bevor eine gastrointestinale Funktionsdiagnostik eingeleitet wird, muß eine organische Ursache der Beschwerdesymptomatik ausgeschlossen werden. Dies gilt z. B. für den Ausschluß einer koronaren Herzkrankheit bei retrosternalen Beschwerden und den Ausschluß eines Kardiakarzinoms bei der Verdachtsdiagnose einer Achalasie [9]. Eine Übersicht über die klinische Diagnostik von Motilitätsstörungen gibt Tabelle 1.

Tabelle 1. Klinische Diagnostik von Motilitätsstörungen

Organ	Störung
Ösophagus	
Anamnese	Dysphagie, Globusgefühl, Schmerzen
Röntgen	Breischluck, Kinematographie
Manometrie	Mit/ohne Provokation, Langzeitmanometrie
24-h-pH-Metrie	Refluxabklärung
Magen	
Anamnese	Völlegefühl, Aufstoßen, Übelkeit, vorzeitiges Sättigungsgefühl, Diabetes, Voroperationen
Entleerungs-szintigraphie	Verzögerte oder beschleunigte Entleerung fester oder flüssiger Inhalte
Manometrie	Antrale Hypomotilität
Dünndarm	
Anamnese	Postprandiale Schmerzen, Völlegefühl, abdominelle Distension, Blähungen
Manometrie	Fehlende Phase III, pathologische Kontraktionen, Hypomotilität
Röntgen	Passageverzögerung oder -beschleunigung
H_2-Atemtest	Veränderungen der orozäkalen Transitzeit

Ösophagus

Die häufigsten Symptome bei funktionellen Erkrankungen der Speiseröhre sind die Dysphagie, das Globusgefühl sowie retrosternale oder schluckabhängige Schmerzen. Bei der oberen Dysphagie wird das Steckenbleiben der Nahrung etwa in Kehlkopfhöhe empfunden. Nach Ausschluß einer organischen Ursache der Beschwerden ergibt sich die Indikation zur Manometrie. Bei Patienten mit einer Achalasie findet man in der Regel einen Anstieg des ösophagealen Ruhedrucks über den Fundusdruck, simultane Kontraktionen und einen fehlenden Öffnungsreflex des unteren gastroösophagealen Sphinkters bei Feuchtschlucken (Abb. 4). Der diffuse Ösophagusspasmus fällt durch langanhaltende Kontraktionen von hoher Amplitude auf. Darüber hinaus

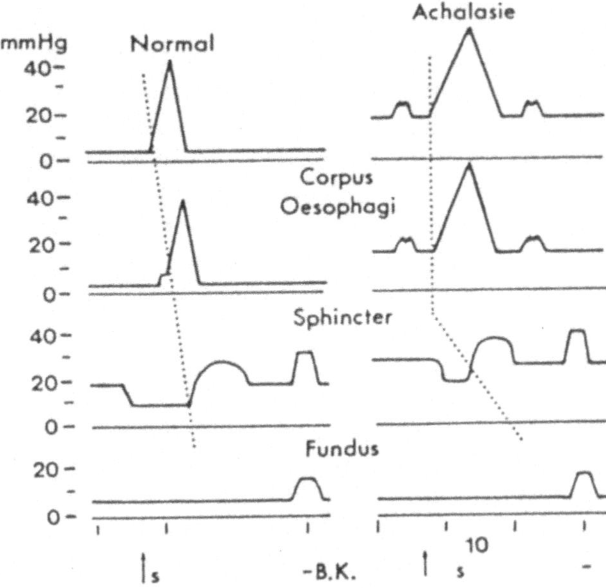

Abb. 4. Achalasie: schematische Darstellung im Vergleich zum Normalbefund

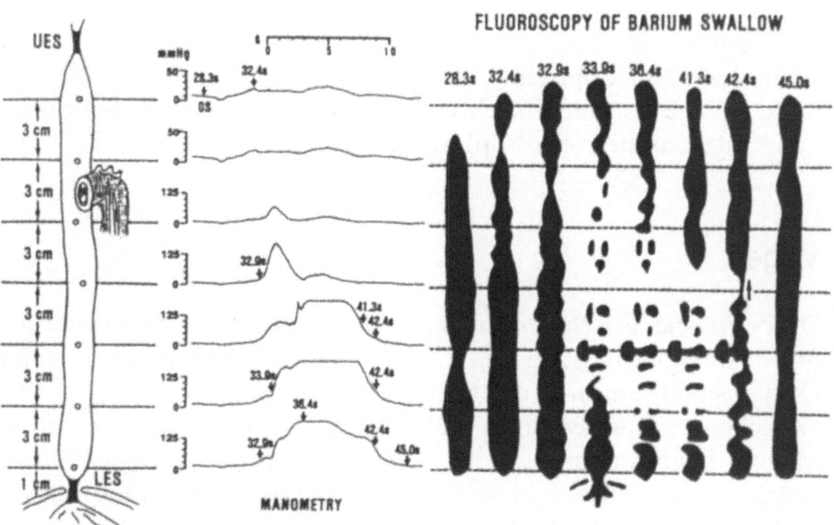

Abb. 5. Simultane Manometrie und Kinematographie beim Ösophagusspasmus. (Nach [11])

gibt es schwere Motilitätsstörungen der Speiseröhre, die ein Mischbild verschiedener Krankheitsbilder aufweisen. Die gleichzeitige Durchführung von Ösophagusmanometrie und Kinematographie läßt eine Korrelation von röntgenologischen und manometrischen Befunden zu ([11], Abb. 5). Um zu überprüfen, ob die Beschwerden des Patienten zeitgleich mit den pathologischen Kontraktionen in der Manometrie auftreten, verwendet man Provokationstests [2, 6, 7], z. B. i. v. Injektionen von Tensilon oder s. c. Injektionen von Pentagastrin. Die Nützlichkeit der intraluminalen Ballondistension in der Motilitätsdiagnostik wird noch überprüft [3].

Bei der gastroösophagealen Refluxkrankheit können verschiedene Motilitätsstörungen des Ösophagus auftreten, die oft aber sekundär bedingt sind. Bei einer Refluxkrankheit muß auch an eine Magenentleerungsstörung als Ursache gedacht werden. Bei der Diagnostik der Refluxkrankheit werden im Rahmen einer Ösophagogastroduodenoskopie Erosionen oder Ulzera festgestellt. Eine Refluxkrankheit als Ursache retrosternaler Beschwerden kann jedoch auch bei fehlenden endoskopischen Läsionen vorliegen. Die Röntgenuntersuchung des Ösophagus gibt Hinweise auf eine Hiatushernie, die häufig mit der Refluxkrankheit vergesellschaftet ist. Die Langzeit-pH-Metrie eignet sich sowohl zur Diagnose eines pathologischen gastroösophagealen Reflux bei fehlenden endoskopischen Hinweisen als auch zur Therapiekontrolle. Neuere Meßeinrichtungen erlauben eine kombinierte Langzeitmanometrie und pH-Metrie.

Magen

Dyspeptische Beschwerden umfassen frühzeitiges Sättigungsgefühl, Völlegefühl, Aufstoßen und Übelkeit. Für einen Teil der Dyspepsiepatienten sind Motilitätsstörungen des Magens die Ursache der Beschwerden [12]. Bei den Motilitätsstörungen des Magens liegt in den meisten Fällen eine verzögerte Magenentleerung vor. Die Ursachen sind vielfältig. In der Dünndarmmanometrie fallen verminderte Amplituden der antralen Kontraktionen auf. Bei Patienten mit Dyspepsie ließen sich in der Elektrogastrographie Frequenzänderungen der gastralen elektrischen

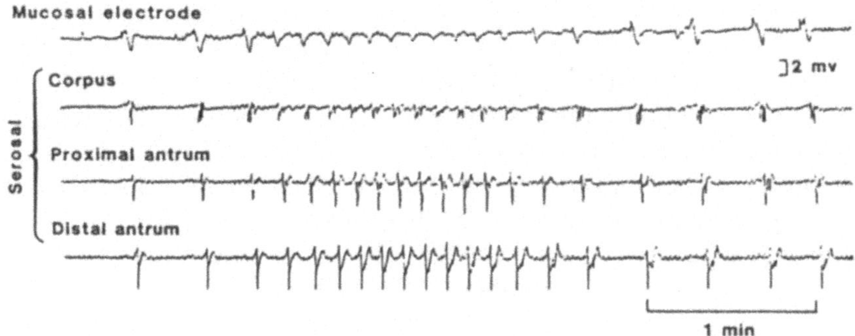

Abb. 6. Elektrogastrographie beim Hund: Tachygastrie. (Nach [1])

Aktivität aufzeichnen: Tachygastrie und Bradygastrie (Abb. 6, [17]). Die Auswertung der Elektrogastrographie ist erschwert durch häufige Artefakte und fehlende Normwerte. Die pathogenetische Bedeutung bleibt unklar. Unter den verschiedenen Formen der Magenentleerungsstörungen ist die diabetische Gastroparese eine der häufigsten Ursachen. In der Szintigraphie findet man eine verzögerte Entleerung fester Nahrungsbestandteile; Flüssigkeiten werden oftmals normal entleert. Auch andere Schädigungen des autonomen Nervensystems können diese Motilitätsstörungen zur Folge haben.

Eine beschleunigte Magenentleerung ist meist eine Folgeerscheinung nach Operationen am Magen. Zur Objektivierung eignet sich die Szintigraphie.

Dünndarm

Symptome, die an eine Motilitätsstörung des Dünndarms denken lassen, sind postprandiale Schmerzen, abdominelle Distension und Völlegefühl. Im Nüchternzustand zeigt die Dünndarmmanometrie ein periodisch wiederkehrendes Motilitätsmuster in Intervallen von etwa 2 h. Im Nüchternzustand werden 3 Phasen unterschieden: Phase I mit nur vereinzelten Kontraktionen, Phase II mit einem ungeordneten Kontraktionsmuster und Phase III: eine Periode rhythmischer, aboral fortgeleiteter Kontraktionen. Phase III wird auch als MMC („migrating myoelectric complex") bezeichnet. Nach der Nahrungsaufnahme verschwinden diese Nüchternmuster, und es tritt ein digestives Muster auf. Dieses zeigt eine ungeordnete Kontraktionsaktivität ähnlich wie Phase II. Bei verschiedenen gastrointestinalen Erkrankungen hat man Störungen im Ablauf dieser Phasen festgestellt (Tabelle 2).

Bei der chronisch idiopathischen intestinalen Pseudoobstruktion findet man aberrierende Motorkomplexe, nichtfortgeleitete gruppierte Kontraktionen und eine Persistenz des Nüchternmusters nach Nahrungsaufnahme ([13], Abb. 7).

Eine Indikation zur Dünndarmmanometrie stellen auch postoperative Motilitätsstörungen dar. In anastomosierten Roux-y-Schlingen wurden bei einem Teil der Patienten retrograde Kontraktionen aufgezeichnet (Lübke, unveröffentliche Daten).

Zusammenfassend lassen sich Motilitätsstörungen des oberen Gastrointestinaltrakts in Neuropathien, Myopathien und Mischformen unterteilen. In der klinischen Routine gebräuchliche

Tabelle 2. Veränderungen in der Dünndarmmanometrie

Nüchternmotilität

Abnorme Phase III, gruppierte Kontraktionen	Pseudoobstruktion, viszerale Neuropathie, Diabetes, Amyloidose
Hypomotilität	Viszerale Myopathie, Sklerodermie, Amyloidose
Fehlende Phase III	Bakterielle Überwucherung, psychischer Streß, Duodenaldivertikel

Digestives Muster

Hypomotilität	Viszerale Myopathie, Amyloidose, Sklerodermie
Antrale Hypomotilität	Pseudoobstruktion, Diabetes, Myopathie, idiopathische Form
Gruppierte Kontraktionen, Hypermotilität	Pseudoobstruktion, viszerale Neuropathie
Minute – clusters, verlängerte Kontraktionen	Mechanische Obstruktion

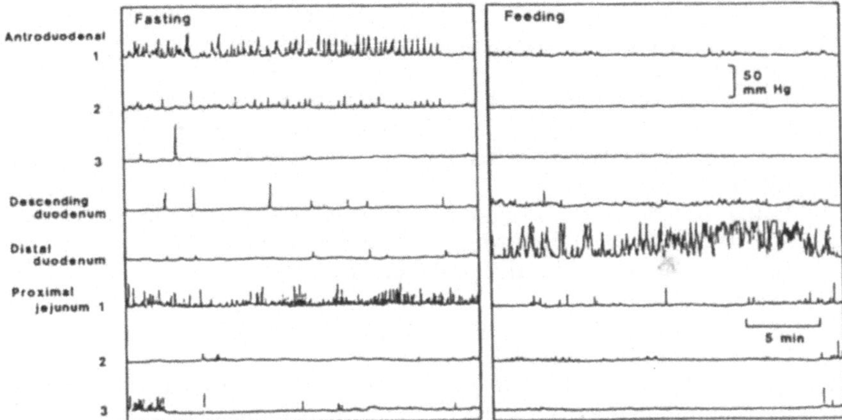

Abb. 7. Dünndarmmanometrie bei chronischer idiopathischer intestinaler Pseudoobstruktion

Untersuchungsmethoden umfassen die Röntgenuntersuchung, die Manometrie und die Szintigraphie. Neuere Methoden wie die Messung evozierter Potentiale und die Elektrogastrographie bedürfen noch weiterer klinischer Evaluierung.

Literatur

1. Abell TL, Malagelada JR (1988) Electrogastrographie. Current assessment and future perspectives. Dig Dis Sci 33:982–992
2. Alban Davies H, Kaye MD, Rhodes J et al. (1982) Diagnosis of esophageal spasm by ergometrine provocation. Gut 23:89–97
3. Barish CF, Castell DO, Richter JE (1986) Graded esophageal balloon distension: a new provocative test for non-cardiac chest pain. Dig Dis Sci 31:1292–1298
4. Ekberg O, Nielander G (1982) Cineradiography of the pharyngeal stage of deglutition in 250 dysphagial patients. Br J Radiol 55:258–262
5. Frieling T, Enck P, Wienbeck M (1989) Cerebral responses evoked by electrical stimulation of rectosigmoid in normal subjects. Dig Dis Sci 34:202–205
6. Koch KL, Curry RC, Feldman RL et al. (1982) Ergonovine-induced esophageal spasm in patients with chest pain resembling angina pectoris. Dig Dis Sci 27:1073–1080

7. London RL, Ouyang A, Snape WJ et al. (1981) Provocation of esophageal pain by ergonovine or edrophonium. Gastroenterology 81:10–14

8. Lübke HJ, Winkelmann RS, Erckenbrecht HJ, Wienbeck M (1987) Einfluß von L-Tryptophan auf die intestinale Nüchternmotilität und auf die Dünndarmtransitzeit beim Menschen. Z Gastroenterol 25:701–708

9. Lübke HJ, Berges W, Frieling T et al. (1988) Achalasie als Maske des Kardiakarzinoms. Dtsch Med Wochenschr 113:1997–2002

10. Lundgren O, Svanvik J, Jivegard L (1988) Enteric nervous system. Dig Dis Sci 34:264–283

11. Massey A (1991) Concurrent esophageal radiography and manometry. Gastroenterology 101:344

12. Rees WDW, Miller LJ, Malagelada JR (1980) Dyspepsia, antral motor dysfunction and gastric stasis of solids. Gastroenterology 78:360–365

13. Stanghellini V, Camilleri M, Malagelada JR (1987) Chronic idiopathic intestinal pseudoobstruction: Clinical and manometric findings. Gut 28:5–12

14. Staritz M, Rambow A, Klose P et al. (1990) The standardized rice barium meal (RBM): A new, simple and reliable study to detect clinically relevant esophageal motility disorders. J Gastrointest Motility 2:160 (Abstr)

15. Tanaka M, Sarr MG, Spencer MP (1989) Postprandial disruption of migrating myoelectric complex in dogs. Dig Dis Sci 34:257–263

16. Wood JD (1987) Physiology of the enteric nervous system. In: Johnson LR (ed) Physiology of the gastrointestinal tract, vol 1, 2nd edn. Raven, New York, pp 67–110

17. You CH, Lee KY, Chey WY, Menguy R (1980) Electrogastric study of patients with unexplained nausea, bloating and vomiting. Gastroenterology 79:311–314

Möglichkeiten, die gastrointestinale Motilität pharmakologisch zu beeinflussen – Rückblick und Ausblick

P. C. Gregory

Einleitung

Die physiologische Kontrolle der gastrointestinalen (GI) Motilität involviert regulatorische Prozesse in verschiedenen Ebenen (Abb. 1). Eine pharmakologische Stimulation der GI-Motilität kann in jeder dieser Ebenen vorgenommen werden. Der meist

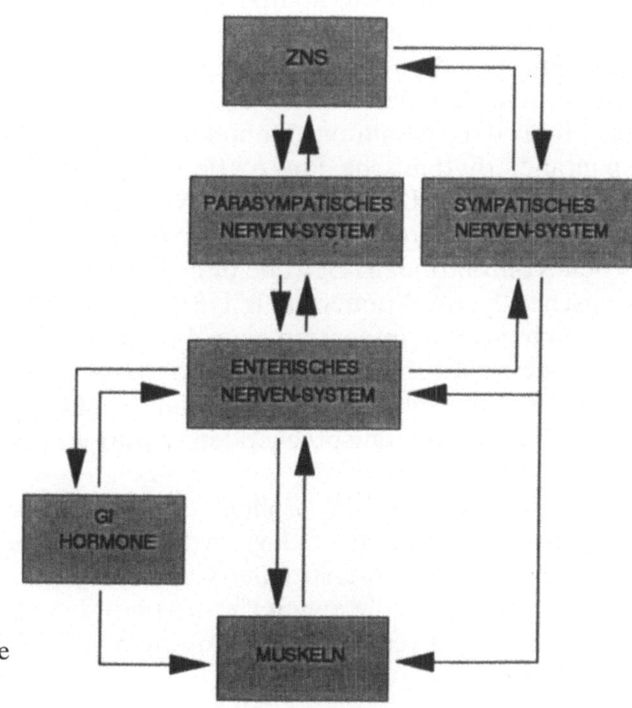

Abb. 1. Hierarchische Kontrolle der GI-Motilität

beschrittene und erfolgreichste Weg scheint ein Eingriff auf der Ebene des enterischen Nervensystems (ENS) zu sein.

Pharmakologische Interventionen können unter verschiedenen Gesichtspunkten betrachtet werden: ausgehend von der Substanz, dem Rezeptor, mit dem sie interagiert sowie den nachgeschalteten Mechanismen, die letztendlich einen Effekt bedingen.

Dieser Überblick beschäftigt sich vornehmlich mit den ersten beiden dieser Punkte.

Myogene Einflüsse auf die Motilität

Der direkteste Weg, die Motilität zu stimulieren, sind Substanzen, die mit Rezeptoren auf dem Muskel selbst interagieren.

Um die resultierenden Effekte zu verstehen, müssen wir uns zunächst die physiologischen Faktoren, die innerhalb der Muskelzelle Erregbarkeit und Kontraktion beeinflussen, vor Augen führen [15, 32].

Das Ruhemembranpotential von GI-Muskelzellen ist negativ (-50 bis -75 mV in den meisten GI-Geweben, s. z. B. [15]) und ist eine Funktion des Ionengradienten über die Plasmamembran und die relative Permeabilität für diese Ionen. Vom Magenkorpus an bis über den gesamten Dünndarm zeigen die Muskelzellen spontane, rhythmische Fluktuationen ihres Membranpotentials („slow waves"). Diese langsamen Wellen bestimmen den Basisrhythmus der Erregung, d. h. die maximale Frequenz der phasischen Kontraktionen. Gewebe ohne langsame Wellen sind nur zu tonischen Kontraktionen fähig [15].

Durch das Vorhandensein eines Frequenzgradienten (d. h. oral besteht eine höhere Frequenz als aboral) und durch die elektrische Kopplung der glatten Muskelzellen wandern die langsamen Wellen (und die entsprechenden Kontraktionen) aboralwärts [15].

Die genaue Lage der Zellen, die die langsamen Wellen im Magen generieren, ist unklar, im Dünndarm werden sie jedoch ziemlich sicher den interstitiellen Cajal-Zellen [15], kleinen Zellen mit langen Fasern, die engen Kontakt mit den glatten Muskelzellen und den myenterischen Neuronen des ENS aufnehmen, zugeordnet.

Die ionale Basis der langsamen Wellen ist ebenfalls nicht ganz klar. Veränderungen der Leitfähigkeit für Na^+ und K^+ dürften neben der für Ca^{2+}-Ionen involviert sein.

Wenn die Depolarisationsphase der langsamen Wellen einen gewissen Schwellenwert überschreitet (generell ungefähr -40 mV), aktiviert sie spannungsabhängige Kalziumkanäle, was zu einem Ca^{2+}-Einstrom in das Zytoplasma und Aktivierung der kontraktilen Proteine führt und in einer Muskelkontraktion resultiert [15, 32].

Im Magenfundus, der keine langsamen Wellen hervorbringt, ruft eine den Schwellenwert überschreitende Depolarisation eine Erhöhung des Fundustonus hervor.

Der Schwellenwert des Fundusmuskels scheint nahe beim oder sogar unterhalb des Ruhepotentials zu liegen, wodurch der Fundus einen ständigen Ruhetonus aufrechterhält (z. B. [15, 32]).

Direkte Cholinomimetika

Die Stimulation der GI-Motilität durch pharmakologische Intervention auf der myogenen Ebene wird am besten durch Azetylcholin und andere direkte Cholinomimetika gezeigt.

Bis vor ganz kurzer Zeit glaubte man, es gäbe 2 Typen von Azetylcholinrezeptoren im Magen-Darm-Kanal: Nikotinrezeptoren in den Ganglien (d. h. Nerv-Nerv-Verbindungen) und Muskarinrezeptoren am Muskel (Nerv-Muskel-Verbindungen).

Azetylcholin interagiert mit Muskarinrezeptoren am Muskel und erhöht die Amplitude und die Dauer des Plateaupotentials der Magen-slow-waves, was zu einer erhöhten Amplitude der phasischen Kontraktionen des Magens führt. Es depolarisiert aber auch den Fundusmuskel und erhöht damit den Fundustonus [32].

Azetylcholin selbst wird durch die Azetylcholinesterase zu schnell abgebaut, um von großem therapeutischem Nutzen zu sein. Andere Substanzen sind jedoch stabiler und wurden therapeutisch eingesetzt.

Zwei sehr breit eingesetzte Substanzen sind Carbachol, das unselektiv wirkt (bindet an Nikotin- und Muskarinrezeptoren) und Bethanechol, das selektiv für Muskarinrezeptoren ist [12]. Es wurde gezeigt, daß Bethanechol an Mensch und Tier stark die ösophageale, gastrale und duodenale Motilität stimuliert und den Druck im unteren Ösophagussphinkter (LESP) erhöht [31].

Jedoch scheint die so hervorgerufene Motilität nicht zu erhöhter Magenentleerung zu führen [28], möglicherweise weil Bethanechol keine koordinierte gastroduodenale Motilität induziert [35]. Darüber hinaus induziert Bethanechol schwerwiegende Nebenwirkungen wie erhöhte Magensekretion, ein Effekt der für viele Indikationen, die eines Prokinetikums bedürfen, untragbar ist. Außerdem müssen kardiovaskuläre Effekte berücksichtigt werden.

Kurz: Die Therapie mit direkten Cholinomimetika bietet nur wenige Vorteile. Jedoch ist neuerdings bekannt geworden, daß es eine ganze Reihe von Muskarinrezeptorsubtypen gibt. Fünf Rezeptoren wurden an Ratten geklont:

M_1 (postsynaptisch, stimulierend), M_2 oder kardialer Rezeptor (präsynaptisch, inhibitorisch; postsynaptisch, inhibitorisch; postjunktional, ?) und M_3- oder Drüsen-/Muskelrezeptor (präjunktional, inhibitorisch; postjunktional, stimulierend). Diese Rezeptoren wurden im GI-Trakt gefunden [12, 13]. M_4- und M_5-Rezeptoren sind noch zu lokalisieren.

Es kann daher noch nicht gänzlich ausgeschlossen werden, daß künftige, hochselektive Substanzen möglicherweise doch prokinetische Effekte ohne die unerwünschten Nebenwirkungen zeigen könnten.

Dopaminantagonismus

Bei historischer Betrachtung der Entwicklung von prokinetischen Substanzen müssen die Dopaminantagonisten als nächste Substanzgruppe betrachtet werden.

Diese Substanzen stammen vom Metoclopramid als Prokinetikum ab [34]. Diese Substanz war als Antiemetikum entwickelt worden. Schon bald wurde jedoch entdeckt, daß sie auch prokinetische Wirkungen besitzt, d. h. sie stimuliert die ösophageale, gastrische und duodenale Motilität, erhöht den LESP und stimuliert die Magenentleerung [34]. Sie ruft jedoch auch Nebenwirkungen hervor, wie das extrapyramidale Syndrom und erhöhte

Prolaktinsekretion. Diese Nebenwirkungen zusammen mit der hemmenden Wirkung auf das Morphinerbrechen wurden einem zentralen D_2-Antagonismus zugeschrieben [34]. Die prokinetischen Effekte wurden, durchaus logisch, ebenfalls dem D_2-Antagonismus zugeschrieben, obwohl nicht klar war, ob zentraler oder peripherer D_2-Antagonismus oder beide verantwortlich sind. Zentrale Dopamineffekte auf die Motilität können eindeutig belegt werden; z. B. Provokation von Emese und Magenstase durch Apomorphin, Effekte die durch Metoclopramid und andere D_2-Antagonisten blockierbar sind [7, 34].

Außerdem reduziert peripher appliziertes Dopamin den Magentonus und die phasische Motilität [34, 37], ebenalls Effekte, die durch Metoclopramid hemmbar sind.

Es hat jahrelange Debatten gegeben, ob Dopamin im GI-Trakt ein Neurotransmitter ist oder nicht. Inzwischen wird allgemein angenommen, obwohl nicht absolut akzeptiert, daß Dopamin ein GI-Transmitter ist, und man argumentiert, daß prokinetische Effekte durch periphere D_2-Antagonisten erzielbar sind, z. B. durch Blockade des Hemmeffekts von Dopamin auf die Azetylcholinfreisetzung durch postganglionäre cholinerge Neuronen [22].

Auf dieser Basis wurde Domperidon (dem Metoclopramid nicht strukturverwandt), ein stärker wirksamer D_2-Antagonist als Metoclopramid, entwickelt. Diese Substanz wurde als rein peripherer D_2-Antagonist angesehen [1], der frei sei von unerwünschten Nebenwirkungen. Jedoch zeigen neuere humanpharmakologische Befunde, daß Domperidon ähnliche zentrale Nebenwirkungen induziert und außerdem ein schwächeres Prokinetikum als Metoclopramid ist [14].

Strukturanaloge des Metoclopramids mit verbesertem D_2-Antagonismus, wie z. B. Alizaprid und Cleboprid (Abb. 2), wurden von einer Reihe von Firmen entwickelt. Ihr klinisches Haupteinsatzgebiet scheint jedoch die Therapie der Emese zu sein. Alle Befunde zusammen zeigen, daß offensichtlich ein stärkerer D_2-Antagonismus nicht notwendigerweise eine bessere prokinetische Wirkung bedeutet. In diesem Zusammenhang könnte die kürzlich geäußerte Behauptung, die D_2-Antagonisten besäßen auch eine die Azetylcholinesterase hemmende Aktivität, von Bedeutung sein [19], ein Effekt, der seinerseits zu prokinetischen Wirkungen führt.

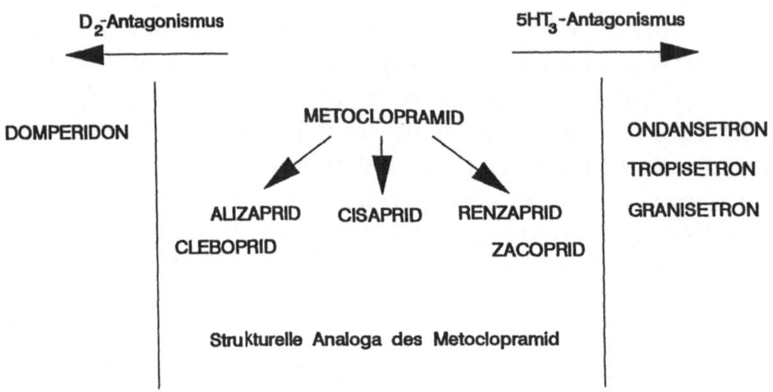

Abb. 2. Erforschung prokinetischer Arzneimittel, einige Weiterentwicklungen von Metoclopramid

Mit Sicherheit wird dieser duale Mechanismus für die prokinetische Wirkung von HSR-803 verantwortlich gemacht [19]. Er bedarf jedoch der Bestätigung, zumindest für die anderen D$_2$-Antagonisten, die in früheren Studien nicht in der Lage waren, den Effekt exogenen Azetylcholins auf die Motilität zu steigern.

Indirekte Cholinomimetika

Die meisten für den GI-Muskel exzitatorischen postganglionären Neurone (d. h. das enterische Nervensystem, ENS) sind azetylcholinfreisetzende Nerven. Motilität kann durch Aktivierung dieser Nerven induziert werden (indirekte Cholinomimetika).

Es gibt inzwischen gute Gründe anzunehmen, daß die prokinetischen Wirkungen von Metoclopramid wie auch seiner Strukturanaloga (Abb. 2) wie Cisaprid, Renzaprid und wahrscheinlich auch Zacoprid mindestens teilweise durch indirekte cholinomimetische Wirkungen bedingt sind, unabhängig von einer Hemmung der Azetylcholinesterase. Die Effekte auf die GI-Motilität werden durch Atropin, nicht aber durch Vagotomie geblockt (z. B. [34]). Außerdem wird über eine erhöhte Freisetzung von Azetylcholin durch diese Substanzen berichtet (z. B. [2, 34]).

Offen bleibt jedoch die Frage nach dem Mechanismus dieses indirekten cholinomimetischen Effekts.

5-HT$_3$-Antagonismus

Nach der Entdeckung, daß Metoclopramid neben seinen sonstigen Eigenschaften auch einen schwachen 5-HT$_3$[1]-antagonistischen Effekt besitzt [10], wurde vermutet, daß diese Eigenschaft für die indirekte cholinomimetische Wirkung verantwortlich ist. In der Folge wurden weit potentere 5-HT$_3$-Antagonisten (s. oben, Abb. 2), strukturelle Analoga wie Renzaprid und Zacoprid sowie strukturell unähnliche Substanzen wie ICS-205,930 (Tropisetron), BRL 43694 (Granisetron) und GR 38032F (Ondansetron) entwikkelt.

Alle diese Substanzen sind als hochpotente Antiemetika und Stimulanzien der Magenentleerung in Tiermodellen beschrieben [2, 21]. Beim Menschen ist für alle bisher untersuchten Substanzen eine antiemetische Wirkung nachgewiesen. Eine magenentleerungsfördernde Wirkung zeigen aber nur die Benzamide und möglicherweise Tropisetron [2]. Die entleerungsfördernde Wirkung der Benzamide bei Tier und Mensch läßt sich durch die beobachtete Steigerung der Magenmotilität erklären. Offen ist, durch welche Mechanismen die „Nichtbenzamide" eine Steigerung der Magenentleerung beim Tier bewirken und auch, weshalb diese Substanzen beim Menschen keine solche Wirkung zeigen [2, 33].

Insgesamt ist diesen Befunden zu entnehmen, daß reiner 5-HT$_3$-Antagonismus die Emese hemmt, die 5-HT-Aktivierung vagaler afferenter Fasern blockt, aber nicht intrinsische cholinerge Neurone aktiviert oder die GI-Motilität stimuliert. 5-HT$_3$-Agonismus jedoch stimuliert Muskelkontraktionen, wie In-vitro-Studien gezeigt haben. Dieser Effekt ist wahrscheinlich die Konsequenz einer direkten oder indirekten Substanz-P-Neuronenaktivierung [2].

Die Fähigkeit der Benzamide, prokinetische Effekte hervorzurufen, muß daher durch andere Mechanismen bedingt sein. Die

---

[1] *5-HT:* 5-Hydroxytryptamin.

Beteiligung von 5-HT$_3$-Subrezeptoren, für die es schon einige Hinweise gibt [21, 30], könnte eine Möglichkeit sein. Auch andere 5-HT-Mechanismen müssen betrachtet werden (Abb. 3). Es gibt eine Vielzahl von 5-HT-Neuronen im enterischen Nervensystem, wovon die meisten Interneurone sind. Noch mehr 5-HT wird in enterochromaffinen Zellen gefunden, von denen man annimmt, daß ihre Transmitterfreisetzung die Peristaltik anregt. 5-HT bewirkt starke stimulierende Wirkungen auf die GI-Motilität. Dies geschieht teilweise durch direkte Muskelerregung durch 5-HT$_2$-Rezeptoren und möglicherweise einen 5-HT$_1$-ähnlichen Rezeptor sowie indirekt durch neuronale Rezeptoraktivierung [2].

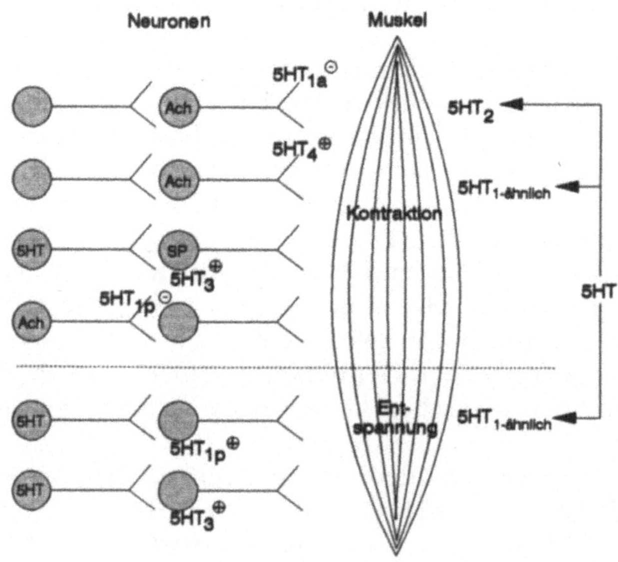

Abb. 3. Möglicher Wirkort von 5-HT am GI-Muskel (*Ach* Azetylcholin, *5-HT* 5-Hydroxytryptamin, *SP* Substanz P, ⊕ Stimulation, ⊖ Hemmung)

5-HT hat zahlreiche Wirkungen auf das myenterische Neuronsystem: z. B. präsynaptische (5-HT$_{1P}$-hemmende), postsynaptische (5-HT$_{1P}$-, 5-HT$_3$-stimulierende), präjunktionale (5-HT$_{1a}$-hemmende, 5-HT$_4$-stimulierende);

5-HT hat außerdem direkte Effekte auf die Muskeln: (5-HT$_{1\text{-ähnliche}}$-hemmende und 5HT$_{1\text{-ähnliche}}$- sowie 5-HT$_2$-stimulierende)

Mindestens 4 neuronale Rezeptoren wurden belegt oder werden im GI-Trakt vermutet: 5-HT_3; 5-HT_{1a}, der von Natur aus inhibitorisch zu sein scheint (es wurden jedoch bisher nur wenige Studien publiziert); 5-HT_{1P} und 5-HT_4.

5-HT_{1P}-Antagonismus

An einer Gruppe myenterischer Neurone (AH/Typ II) hat man gezeigt, daß exogen appliziertes 5-HT zwei ganz separate exzitatorische Effekte [36] hervorruft: ein schnelles $EPSP^2$ (5-HT_3) und ein langsames EPSP (5-HT_{1P}). In ähnlichen Untersuchungen erwiesen sich Renzaprid und Cisaprid als 5-HT_{1P}-Antagonisten [2, 27], obwohl kürzlich Renzaprid als partieller Agonist bezeichnet wurde.

Es wurde angenommen, der 5-HT_{1P}-Antagonismus könne die prokinetischen Effekte der Benzamide (über Metoclopramid wurde noch nicht berichtet) erklären, da die Nichtbenzamid-5-HT_3-Antagonisten ohne GI-stimulierende Effekte wie Ondansetron keine Wirkung auf die 5-HT_{1P}-Wirkung haben. Es wird berichtet, 5-HT_{1P}-Agonisten verursachten nicht nur eine postsynaptische Aktivierung myenterischer (inhibitorischer?) Neurone, sondern auch eine präsynaptische Hemmung der Azetylcholinfreisetzung am Nikotinrezeptor [36]. 5-HT_{1P}-Rezeptoren sollen – wie kürzlich berichtet wurde – den peristaltischen Reflex in vitro modulieren [38].

Weiterhin wurde gefunden, daß 5-HTP-DP, ein selektiver 5-HT_{1P}-Antagonist in vitro die Azetylcholinfreisetzung erhöht und am Meerschweinchen die Magenentleerung beschleunigt [27] sowie an Ratten die Magenmotilität steigert. Diese Befunde müssen jedoch kritisch gesehen werden, da sie von anderen Untersuchern nicht bestätigt werden konnten.

Die Rolle des 5-HT_{1P}-Antagonismus als mechanistischer Hintergrund prokinetischer Wirkungen muß daher vorläufig offenbleiben, bis weitere Evidenzen vorliegen.

---

[2] *EPSP:* exzitatorisches postsynaptisches Potential.

5-HT$_4$-Agonismus

Der neueste 5-HT-bezogene Mechanismus in der Diskussion um die Hintergründe prokinetischer Wirkungen ist 5-HT$_4$-Agonismus.

Diese Hypothese entstand aus dem Befund, daß ein nichtklassischer 5-HT-Rezeptor (später 5-HT$_4$ genannt) die Stimulation der Adenylzyklase in Mäuseembryonen-Colliculi-Neuronen und Meerschweinchenhypokampusmembranen vermittelt und daß die Benzamidprokinetika an diesem Rezeptor als Agonisten wirken [2, 9], die Nichtbenzamid-5-HT$_3$-Antagonisten jedoch nicht. Tatsächlich ist Tropisetron in hohen Dosen ein Antagonist [9].

Außerdem erwiesen sich die Wirkpotenzen der Benzamide (mit Ausnahme derer des Cisaprid) hinsichtlich ihrer Affinität für diesen zentralen 5-HT$_4$-Rezeptor und ihres indirekten Effektes, in vitro elektrisch induzierte (cholinerge) Kontraktionen zu steigern, als ähnlich [2, 3]. Es ist daher anzunehmen, daß der bedeutsame indirekt cholinomimetische Effekt von 5-HT, Metoclopramid und der anderen Benzamide, nämlich die Aktivierung cholinerger Neurone, durch 5-HT$_4$-Agonismus hervorgerufen wird. Eine präjunktionale Stimulation der Azetylcholinfreisetzung [3] führt zur Muskelkontraktion, ein Mechanismus, der für die prokinetischen Wirkungen verantwortlich sein dürfte.

Tatsächlich wird die in vitro durch 5-HT induzierte Peristaltik als 5-HT$_4$-vermittelter Effekt verstanden [4]. Insgesamt wird derzeit der 5-HT$_4$-Agonismus als hauptverantwortlicher Mechanismus für den prokinetischen Effekt der Benzamide angesehen. Diese Hypothese ist jedoch keinesfalls bewiesen. Besonderer Klärung bedarf weiterhin der Potenzunterschied des Cisaprid als 5-HT$_4$-Agonist und als Prokinetikum.

Schließlich werden viele der Benzamide derzeit sowohl als 5-HT$_4$-Agonisten als auch als 5-HT$_{1P}$-Antagonisten angesehen. Die offenen Fragen hinsichtlich der Bedeutung der 5-HT$_4$- und 5-HT$_{1P}$-Mechanismen (oder ihre mögliche Interaktion) für prokinetische Effekte bedürfen dringend der Klärung.

Außer den bereits beschriebenen Wegen, prokinetische Wirkungen zu erzielen, sind 2 weitere Mechanismen Gegenstand erheblichen Interesses für die pharmazeutische Industrie: CCK-Antagonismus und Motilinagonismus.

CCK-Antagonismus

Cholezystokinin (CCK) ist ein Hormon, das von bestimmten endokrinen Zellen im proximalen Dünndarm v. a. nach Aufnahme fett- und proteinreicher Nahrung sezerniert wird. Bezogen auf Plasma-CCK-Messungen gibt es keine Hinweise für eine Verknüpfung zwischen Störungen der Magenentleerung oder der GI-Motilität mit erhöhten CCK-Konzentrationen. CCK ist jedoch auch ein Neurotransmitter, so daß Plasmakonzentrationen nicht allein relevant sein müssen. Schließlich glaubt man, daß CCK ein physiologischer Regulator der Magenentleerung ist [5, 24]. Auf dieser Basis wurde der CCK-Antagonismus als möglicher Weg zu prokinetischer Wirkung verfolgt. Exogen verabreichtes CCK reduziert den Fundustonus, erhöht den Pylorusdruck [39] und stimuliert die duodenale Motilität. In Kombination führen diese Effekte zur Gesamtwirkung von CCK auf die Magenentleerung. CCK_8-Verabreichung führt auch zu einer Senkung des LESP, einer Wirkung, der allerdings wenig physiologische Bedeutung beizumessen sein dürfte.

Bis jetzt wurden 2 Typen von CCK-Rezeptoren eindeutig identifiziert: CCK_A- und CCK_B-Rezeptoren [17]. Der CCK_A-Rezeptor ist auch als pankreatischer oder peripherer Rezeptor bekannt (obwohl er auch im Hirn zu finden ist). Der CCK_B-Rezeptor ist der im ZNS vorwiegende Rezeptortyp, der große Ähnlichkeit mit dem Gastrinrezeptor zu haben scheint.

Eine ganze Reihe selektiver CCK_A- und CCK_B-Antagonisten sind inzwischen synthetisiert worden. Untersuchungen mit diesen Substanzen haben gezeigt, daß die wesentlichen Effekte von exogenem CCK_8 auf Magen-Darm-Motilität und Magenentleerung durch CCK_A-, jedoch nicht durch CCK_B-Antagonisten vollständig blockiert werden können (z. B. [26], Tabelle 1). Außerdem erhöhen CCK_A-, nicht aber CCK_B-Antagonisten im Tierexperiment die Entleerung kalorischer – besonders fett- oder proteinreicher – Mahlzeiten aus dem Magen ([23], Tabelle 1). Dies bedarf allerdings höherer Dosen als benötigt werden, um die Effekte von exogenem CCK_8 zu blocken.

Die ersten beiden CCK_A-Antagonisten, die klinisch geprüft wurden, haben sich sehr unterschiedlich entwickelt: Devazepid zeigte in einem Einzelversuch an gesunden Probanden keinen

Tabelle 1. Effekte von CCK_A- und CCK_B-Antagonisten auf die GI-Motilität und Magenentleerung

CCK-Antagonisten	Rezeptoraffinität [pKi]		ED_{50} [µmol/kg; i. p.]					Minimale stimulierende Dosis [µmol/kg; p. o.]
	CCK_A	CCK_B	(1) CCK_8 Me Maus	(2) CCK_8 GBE Maus	(3) CCK_8 M. MOT Ratte	(4) CCK_8 D. MOT Ratte	(5) Futter GBE Maus	(6) ME (Kalorische Mahlzeit) Ratte
Devazepid	9,80	5,53	0,003	0,25	0,03	0,006	0,004	0,22
Lorglumid	7,62	5,19	0,29	3,45	1,4	1,6	0,52	10,0
Loxiglumid	6,71	4,96	0,73	4,65	nt	nt	3,05	>100
L-365, 260	6,16	7,72	1,75	>100	21,0	2,1	2,15	>100

ED_{50} = Dosis mit 50 % Hemmeffekt auf:

(1) CCK_8 (80 µg/kg; s. c.) – Blockade der Magenentleerung (*ME*),
(2) CCK_8 (0,1 µg/kg; i. p.) – induzierte Gallenblasenentleerung (*GBE*),
(3) CCK_8 (5 µg/kg; i. p.) – Blockade der Magenmotilität (*M. MOT*),
(4) CCK_8 (5 µg/kg; i. p.) – induzierte duodenale Motilität (*D. MOT*),
(5) Futterinduzierte Gallenblasenentleerung.

Test (6) zeigt die minimale Dosis, die die Entleerung einer kalorischen Mahlzeit aus dem Magen der Ratte stimuliert.

nt: nicht getestet

Effekt auf die Magenentleerung einer Testmahlzeit („mixed meal") und wurde in seiner weiteren Entwicklung gestoppt, da in chronischen Sicherheitsuntersuchungen das Auftreten von Gallensteinen beobachtet wurde [25]. Dagegen zeigte Loxiglumid, das weit weniger potent und selektiv ist als Devazepid, in der Mehrzahl klinischer Studien starke stimulierende Effekte auf die Magenentleerung (z. B. [11]).

Die Gründe für die Unterschiede zwischen den Effekten an Tier und Mensch wie auch den klinischen Resultaten mit Devazepid und Loxiglumid sind derzeit unbekannt.

Die folgenden Punkte sind zu bedenken:

- Devazepid wurde nur in einer, möglicherweise der falschen, Dosis untersucht. Aus Tierversuchen ist zu entnehmen, daß die Dosis-Wirkung-Kurve für die Magenentleerung glockenförmig verläuft.
- Es könnte CCK_A-Rezeptorsubtypen oder große Speziesunterschiede in der Rezeptorcharakteristik geben, wie man sie schon für CCK_B-Rezeptoren gefunden hat.

Auf jeden Fall wird der therapeutische Wert von CCK_A-Antagonisten nur dann geklärt werden können, wenn klinische Untersuchungen unter pathologischen Bedingungen vorzugsweise mit mehreren Substanzen aus mehr als einer chemischen Klasse durchgeführt werden.

CCK_A-Antagonisten verursachen eine vollständige Hemmung der Gallenblasenentleerung [25] und eine partielle Hemmung der pankreatischen Enzymsekretion [11]. Diese möglicherweise schweren Nebenwirkungen könnten die therapeutische Anwendung von CCK_A-Antagonisten limitieren, wenn nicht selektivere Antagonisten gefunden werden.

Motilinagonismus

Der bei weitem aufregendste Durchbruch auf dem Feld der Prokinetik war die Entdeckung der Motilinagonisten (Motilinomimetika).

Motilin selbst ist ein vom Duodenum sezerniertes Hormon, das für die Induktion der gastrischen Phase-III-Aktivität des MMC („migrating myoelectric complex") während der Nüchternphase verantwortlich gemacht wird. Es gab jedoch keinen Hinweis, daß der Motilinagonismus in der postprandialen Phase prokinetische Wirkungen hervorrufen könnte, bis man entdeckte, daß das Makrolidantibiotikum Erythromyzin ein Motilinagonist ist [18], der nicht nur die Phase-III-Aktivität des MMC induziert. Tatsächlich stimuliert Erythromyzin schon in Dosen weit unterhalb derer, die antibiotische Effekte zeigen, die Magenentleerung von Hund und Mensch stark [20]. Inzwischen wurde belegt, daß Motilin selbst die Magenentleerung an Menschen kräftig stimuliert, was den Mechanismus bestätigt.

Man hat dann aufgedeckt, daß die antibiotischen und die prokinetischen Wirkungen verschiedenen Teilen des Moleküls innewohnen. Tatsächlich wurden inzwischen andere Makrolide synthetisiert, in denen diese beiden Wirkungen vollständig getrennt sind. In der Folge wurden aus dieser Substanzklasse noch potentere Prokinetika ohne antibiotische Wirkung entwickelt. Diese Entwicklung war ein wichtiger Durchbruch, da sie das Risiko einer Resistenzentwicklung von Darmbakterien durch niedrig dosierte Antibiotika eliminiert. Mindestens eine solche Substanz, EM 523, befindet sich in klinischer Prüfung. Bisher wurden aber noch keine Resultate publiziert. Die Ergebnisse einer Reihe von Untersuchungen mit Erythromyzin wurden jedoch veröffentlicht. Sie alle bestätigen deutlich, daß diese Substanz das bisher potenteste Prokinetikum ist, das am Menschen geprüft wurde (zumindest nach i. v.-Gabe).

Erythromyzin stimuliert den LESP, die gastrische, duodenale und kolonische Motilität, die Gallenblasenentleerung und wirkt selbst in den schwersten Fällen diabetischer Gastroparese [20]. Dieser stimulierende Effekt auf die Magenentleerung fester Nahrung ist so stark, daß die übliche Diskriminierung zwischen Fest- und Flüssignahrung verlorengegangen zu sein scheint [20], so daß größere Partikel als normalerweise entleert werden [8]. Es bleibt zu klären, ob dies zu irgendwelchen Verdauungsproblemen führt.

Obwohl die Makrolide direkt mit muskulären Motilinrezeptoren interagieren können, scheint es heute wahrscheinlich, daß sie in vivo die GI-Motilität über indirekte cholinomimetische Mechanismen stimulieren, nämlich durch Aktivierung von Motilinrezeptoren enterischer Neuronen, welche zu erhöhter cholinerger Neuronenaktivität führt [16]. Erst vor ganz kurzer Zeit gab es Hinweise für gewebe-(muskel-)selektive Motilinrezeptorsubtypen [6]. Falls das auch für neuronale Rezeptoren gelten sollte, müßte es in der Zukunft möglich sein, die Motilität selektiv in verschiedenen Regionen des GI-Trakts zu stimulieren, was einer Stimulation des gesamten Magen-Darm-Trakts vorzuziehen sein dürfte.

Zusammenfassung und Ausblick

Während der letzten 25 Jahre wurde die Erforschung prokinetischer Substanzen durch Metoclopramid dominiert. Die Aufklärung der Eigenschaften dieser Substanz führte konsequenterweise zur Entwicklung von Dopamin$_2$- und 5-HT$_3$-Antagonisten. Die meisten von ihnen werden inzwischen hauptsächlich eher als Antiemetika als als Prokinetika eingesetzt.

Strukturanaloge des Metoclopramid (Benzamide) mit D$_2$- und/oder 5-HT$_3$-antagonistischen Wirkungen wurden ebenfalls als Prokinetika/Antiemetika entwickelt. Sie scheinen jedoch noch einen anderen Wirkmechanismus zu haben, der die wichtigste Rolle für den prokinetischen Effekt spielt, nämlich eine Aktivierung cholinerger Neuronen, von der man derzeit glaubt, sie sei über 5-HT$_4$- oder 5-HT$_{1P}$-Mechanismen vermittelt.

CCK$_A$-Antagonisten sind erwiesenermaßen potente Stimulanzien der Magenentleerung in Tiermodellen. Es ist jedoch noch zu früh, ihr therapeutisches Potential für den Menschen einzuschätzen. Möglicherweise schwere Nebenwirkungen, die bereits beobachtet wurden, könnten ihre weitere Entwicklung verhindern.

Der wichtigste Durchbruch scheint die Entwicklung von Makroliden als Motilinomimetika zu sein. Erythromyzin als ursprüngliches Motilinomimetika dürfte dank der dem Molekül inhärenten Gefahr, bakterielle Resistenz zu induzieren, von begrenztem Nutzen sein. Die neuen Makrolide jedoch sind noch potentere Prokinetika als Erythromyzin, und sie sind frei von jeglicher antibiotischen Wirkung. Man erwartet, daß sie die Prokinetika der Zukunft werden. Möglicherweise werden sie einmal für die

GI-Motilität den Stellenwert erhalten, den Omeprazol für die Sekretion bereits hat.

Falls keine(r) dieser Substanzen/Mechanismen zu dem gewünschten therapeutischen Erfolg führen sollte, ergibt sich die Frage, welcher sonstige Mechanismus sich in der Zukunft als effektiv erweisen könnte. Ohne Hinweise für Zusammenhänge von Mechanismen und Pathologie kann nur spekuliert werden.

Es gibt einen weiteren Weg über Opiatmechanismen, der gegenwärtig untersucht wird. Fedotozin (JO 1196), ein μ- und $\varkappa$-Agonist, befindet sich augenblicklich in klinischer Prüfung, nachdem er sich an Ratten und Hunden als aktives Stimulans von GI-Motilität und Magenentleerung erwiesen hat [29].

Abseits dieser Möglichkeit, die noch nicht beurteilt werden kann, scheint es aufgrund der allgemeinen Kenntnis wahrscheinlich, daß irgendeine Art eines cholinomimetischen Mechanismus für koordinierte prokinetische Aktivitäten notwendig ist. Die Modulation anderer Neurotransmitter im enterischen Nervensystem oder weiterer GI-Hormone, die in die Kontrolle der GI-Motilität involviert sind, könnte auch in der Zukunft zu prokinetischen Wirkungen führen.

Literatur

1. Champion MC (1988) Domperidone. Gen Pharmacol 19:499–505
2. Costall B, Naylor RJ (1990) 5-hydroxytryptamine: new receptors and novel drugs for gastrointestinal motor disorders. Scand J Gastroenterol 25:769–787
3. Craig DA, Clarke DE (1990) Pharmacological characterization of a neuronal receptor for 5-hydroxytryptamine in guinea pig ileum with properties similar to the 5-hydroxytryptamine 4 receptor. J Pharmacol Exp Ther 252:1378–1386
4. Craig DA, Clarke DE (1991) Peristalsis evoked by 5HT and renzapride: evidence for putative 5HT$_4$ receptor activation. Br J Pharmacol 102:563–564
5. Debas HT, Farooq O, Grossman MI (1975) Inhibition of gastric emptying is a physiological action of cholecystokinin. Gastroenterology 68:1211–1217
6. Depoortere I, Peeters TL, Vantrappen G (1991) Evidence for motilin receptor subtypes in the rabbit. J GI Motil 3:179

7. Dhasmana Banerjee AK, Zhu YN, Erdmann W (1989) Role of dopamine receptors in gastrointestinal motility. Res Commun Chem Pathol Pharmacol 64:485–488

8. Doty JE, Sanders SL, Gu YG, Lin HC (1990) Erythromycin accelerates gastric emptying of solids at the expense of sieving. Gastroenterology 98:A349

9. Dumuis A, Sebben M, Bockaert J (1989) The gastrointestinal prokinetic benzamide derivatives are agonists at the non-classical 5HT receptor (5HT$_4$) positively coupled to adenylate cyclase in neurons. Naun-Schmiedebergs Arch Pharmacol 340:403–410

10. Fozard JR, Mobarak Ali ATM (1978) Blockade of neuronal tryptamine receptors by metoclopramide. Eur J Pharmacol 49:109–112

11. Fried M, Erlacher U, Schwizer W et al. (1991) Role of cholecystokinin in the regulation of gastric emptying and pancreatic enzyme secretion in humans. Gastroenterology 101:503–511

12. Goyal RK (1988) Identification, localization and classification of muscarinic receptor subtypes in the gut. Life Sci 43:2209–2220

13. Goyal RK (1989) Muscarinic receptor subtypes. Physiology and clinical implications. N Engl J Med 321:1022–1029

14. Hellenbrecht D (1990) Pharmakologie von Prokinetika. In: Hotz J (Hrsg) Motilitätsstörungen im oberen Gastrointestinaltrakt. Pathophysiologie, Pharmakologie und Differentialtherapie. Springer, Berlin Heidelberg New York, S 1–26

15. Huizinga JD (1991) Action potentials in gastrointestinal smooth muscle. Can J Physiol Pharmacol 69:1133–1142

16. Inatomi N, Satoh H, Maki Y et al. (1989) An erythromycin derivative, EM-523, induces motilin-like gastrointestinal motility in dogs. J Pharm Exp Ther 251:707–712

17. Innis RB, Snyder SH (1980) Distinct cholecystokinin receptors in brain and pancreas. Proc Natl Acad Sci USA 77:6917–6921

18. Itoh Z, Nakaya M, Suzuki T et al. (1984) Erythromycin mimics exogenous motilin in gastrointestinal contractile activity in the dog. Am J Physiol 247:G688–G694

19. Iwanaga Y, Miyashita N, Morikawa K et al. (1990) A novel water-soluble dopamine 2-antagonist with anticholinesterase activity in gastrointestinal motor activity. Comparison with domperidone and neostigmine. Gastroenterology 99:401–408

20. Janssens J, Peeters TL, Vantrappen G et al. (1990) Improvement of gastric emptying in diabetic gastroparesis by erythromycin. N Engl J Med 322:1028–1031

21. King FD, Sanger GJ (1989) 5HT$_3$ receptor antagonists. Drugs Future 14:875–889

22. Kusonoki M, Taniyama K, Tanaka C (1985) Dopamine regulation of [^{3}H]acetylcholine release from guinea pig stomach. J Pharmacol Exp Ther 234:713–719

23. Liberge M, Droy-Lefaux MT, Jutteau J, Bueno L (1990) BIM-18216 antagonizes the inhibition of gastric emptying induced by CCK_8 and fat in mice. Digestion 46 (Suppl 1):62

24. Liddle RA, Morita ET, Conrad CK, Williams JA (1986) Regulation of gastric emptying in humans by cholecystokinin. J Clin Invest 77:992–996

25. Liddle RA, Gertz BJ, Kanayama S et al. (1989) Effects of a novel cholecystokinin (CCK) receptor antagonist MK 329, on gallbladder contraction and gastric emptying in humans. Implications for the physiology of CCK. J Clin Invest 84:1220–1225

26. Lotti VJ, Pendleton RG, Gould RJ et al. (1987) In vivo pharmacology of L-364, 718, a new potent non-peptide peripheral cholecystokinin antagonist. J Pharmacol Exp Ther 241:103–109

27. Mawe GM, Branchek TA, Gershon MD (1989) Blockade of 5-HT mediated enteric slow EPSPs by BRL 24924: gastrokinetic effects. Am J Physiol 257:G386–G396

28. McCallum RW, Fink SM, Lerner E, Berkowitz DM (1983) Effects of metoclopramide and bethanechol on delayed gastric emptying present in gastroesophageal reflux patients. Gastroenterology 84:1573–1577

29. Pascaud X, Honde C, Le Gallou B et al. (1990) Effects of fedotozine on gastrointestinal motility in dogs: mechanism of action and related pharmacokinetics. J Pharm Pharmacol 42:546–552

30. Richardson BP, Engel G, Donatsch P, Stadler PA (1985) Identification of serotonin M-receptor subtypes and their specific blockade by a new class of drugs. Nature 316:126–131

31. Ruoff HJ, Fladung B, Demol P, Weihrauch TR (1991) Gastrointestinal receptors and drugs in motility disorders. Digestion 48:1–17

32. Sanders KM, Publicover NG (1989) Electrophysiology of the gastric musculature. In: Schulz SG, Wood JD, Rauner BB (eds) Handbook of physiology, sec 6. The gastrointestinal system, vol 1 (1). Am Physiol Soc, pp 187–216

33. Schiavone A, Volonte M, Micheletti R (1990) The gastrointestinal motor effect of benzamide derivatives is unrelated to $5HT_3$ receptor blockade. Eur J Pharmacol 187:323–329

34. Schulze-Delrieu K (1979) Metoclopramide. Gastroenterology 77: 768–779

35. Schuurkes JAJ, van Neuten JM (1990) Pharmacological modulation of gastro-duodenal coordination. In: van Neuten JM, Schuurkes JAJ, Akkermans LMA (eds) Gastro-pyloroduodenal coordination. Wrightson Biomedical Publ, Petersfield, pp 155–166

36. Takaki M, Branchek T, Tamir H, Gershon MD (1985) Specific antagonism of enteric neural serotonin receptors by dipeptides of 5-hydroxytryptophan: evidence that serotonin is a mediator of slow synaptic excitation in the myenteric plexus. J Neurosci 5:1767–1780

37. Valenzuela JE (1976) Dopamine as a possible neurotransmitter in gastric relaxation. Gastroenterology 71:1019–1022

38. Wade PR, Gershon MD (1991) Subtypes of 5-HT receptor in the peristaltic reflex of the guinea pig. J GI Motil 3:206
39. Yamagashi T, Debas HT (1978) Cholecystokinin inhibits gastric emptying by acting on both proximal stomach and pylorus. Am J Physiol 234:E375–E378

Differentialtherapie von Motilitätsstörungen am oberen Gastrointestinaltrakt

H. Goebell

Die verbesserten Möglichkeiten der Diagnostik haben in den vergangenen Jahren gezeigt, daß einer Reihe von Symptomen im Bereich des oberen Gastrointestinaltrakts Motilitätsstörungen zugrunde liegen. Hierzu zählen Schluckstörungen und Sodbrennen im Bereich der Speiseröhre, epigastrische Schmerzen, Nüchternschmerz, Druck- und Völlegefühl ausgehend von Magen und Zwölffingerdarm sowie die mehr unbestimmten Beschwerden im Bereich des Abdomens, v. a. nach Nahrungsaufnahme bei Patienten mit Diabetes mellitus. Als Krankheitsbilder sollen im folgenden die Achalasie, der diffuse Ösophagusspasmus und der gastroösophageale Reflux an der Speiseröhre, der Reizmagen und die Gastroparese unter dem Gesichtspunkt einer möglichen Differentialtherapie besprochen werden.

Störungen an der Speiseröhre

Tabelle 1 faßt die gestörten Motilitätsvorgänge an der Speiseröhre zusammen. Bei der Achalasie handelt es sich um eine neuromuskuläre Erkrankung mit degenerativen Vorgängen an den Nervenplexus, die zu einer fehlenden oder inkompletten Erschlaffung des unteren Ösophagussphinkters und zu fehlenden zielgerichteten Kontraktionen führen. Die Folge ist eine allmählich zunehmende Stase von Nahrungsbestandteilen und Flüssigkeiten vor dem Übergang der Speiseröhre in den Magen an der Kardia. Beim diffusen Ösophagusspasmus kommt es ebenfalls auf der Basis veränderter Reaktionsmuster im intrinsischen Nervensystem der Speiseröhre zu länger anhaltenden simultanen Kontraktionen, die zu Schluckstörungen und zu schmerzhaften Sensationen hinter

Tabelle 1. Krankheitsbilder mit gestörter Motilität der Speiseröhre

Achalasie	Neuromuskuläre Erkrankung der Speiseröhre fehlende oder inkomplette Erschlaffung des unteren Ösophagussphinkters fehlende zielgerichtete Kontraktionen
Diffuser Ösophagusspasmus	Lang anhaltende simultane Kontraktionen
Hyperkontraktiler Ösophagus	Abnorm hohe Amplitude, lang anhaltend aber peristaltisch

dem Brustbein führen. Ähnliche Beschwerden können auch beim sog. hyperkontraktilen Ösophagus entstehen, bei denen abnorm hohe Kontraktionsamplituden beobachtet werden, die relativ lang anhaltend sind, aber eine gerichtete Peristaltik zeigen. Sowohl der diffuse Ösophagusspasmus als auch der hyperkontraktile Ösophagus lassen sich von der Achalasie durch Motilitätsmessung in der Speiseröhre abgrenzen. Wegen ihrer thorakalen Symptomatik werden sie nicht selten mit Beschwerden bei koronarer Herzkrankheit verwechselt. Der Diagnostik der Speiseröhre kommt hier also ein besonderer Stellenwert zu.

In der Differentialtherapie mit Medikamenten gibt es Möglichkeiten der Beeinflussung bei allen 3 Krankheitsbildern [1]. Die medikamentösen Therapieansätze sind in Tabelle 2 zusammengefaßt. In den Anfangsstadien der Achalasie vermögen Nitropräparate (1- bis 3mal tgl. 5–10 mg Isosorbiddinitrat) ebenso wie Nifedipin (1- bis 3mal tgl. 10–20 mg) durch eine direkte musku-

Tabelle 2. Medikamentöse Therapieansätze

Achalasie	Nitropräparate Nifedipin (direkte muskulotrope Wirkung)	5–10 mg 10–20 mg
Diffuser Ösophagusspasmus	Nifedipin Cisaprid	10–20 mg 10–20 mg
Hyperkontraktiler Ösophagus	H_2-Antagonisten bei Reflux Nifedipin	

lotrope Wirkung eine Verbesserung der Entleerung der Speiseröhre zu bewirken. Die Wirkung läßt allerdings mit zunehmender Dauer der Erkrankung nach. In der Regel muß bei Achalasie dann eine mechanische Dehnung des unteren Ösophagussphinkters durchgeführt werden. Bei diffusem Ösophagusspasmus wurden günstige Wirkungen sowohl von Nifedipin als auch von Prokinetika beschrieben. Manche Patienten berichten auch eine Linderung der durch starke Kontraktionen der Speiseröhre bedingten Schmerzsensationen durch Nitropräparate. Dies gilt auch für den hyperkontraktilen Ösophagus. Kommt es bei dem diffusen Ösophagusspasmus und beim hyperkontraktilen Ösophagus zu Refluxphänomenen, so sind H_2-Rezeptorantagonisten in der Therapie angezeigt (z. B. morgens und abends 150–300 mg Ranitidin).

Als häufigste Erkrankung der Speiseröhre kann der gastroösophageale Reflux bezeichnet werden. Bei dieser Erkrankung kommt es entweder primär als Folge eines inkompetenten unteren Sphinkters zu einem Reflux von Mageninhalt in die Speiseröhre, oder es tritt ein solcher Reflux bei anatomisch faßbaren Läsionen der Speiseröhre oder am Magen auf, z. B. bei einer Magenausgangsstenose mit zunehmendem Druck im Bereich des Magens (sekundäre Refluxkrankheit). Prinzipiell kann hiermit ein gastroösophagealer Reflux ohne Entzündung der Speiseröhre einhergehen. Treten entzündliche Erscheinungen auf, spricht man von einer Refluxösophagitis. Für die Differentialdiagnose dieser Zustände ist die 24-h-pH-Metrie von besonderer Bedeutung, mit der es auch gelingt, bei fehlender Entzündung der Speiseröhre den gastroösophagealen Reflux von Säure nachzuweisen und bestimmten Zeiten, z. B. Tag oder Nacht, zuzuordnen. Die Therapie des gastroösophagealen Reflux zeigt die folgende Übersicht:

- Allgemeinmaßnahmen:
  - Hochstellen des Bettkopfendes,
  - Alkoholabstinenz,
  - Vermeiden von Fett und Süßigkeiten;

- Antazida wirken symptomatisch durch Verminderung der Säure;

- H_2-Rezeptorantagonisten sind effektiv durch Verminderung der Säurekonzentration bei Reflux ohne Entzündung;

- Metoclopramid wirkt durch Steigerung des unteren Ösophagusdrucks und Beschleunigung der Magenentleerung;
- Cisaprid besitzt prokinetische Wirkung an Speiseröhre und Magen mit verbesserter „clearance";
- Omeprazol wirkt bei Refluxösophagitis durch Verminderung der Säurekonzentration.

Neben allgemeinen Maßnahmen mit Hochstellen des Bettkopfendes, Alkoholabstinenz und Vermeiden von Fett und Süßigkeiten, die den Druck im unteren Ösophagussphinkter vermindern, bestehen Ansatzpunkte mit einer Verbesserung der Motilität in der Speiseröhre (verbesserte Clearance-Funktion), mit einer Erhöhung des unteren Ösophagusdrucks sowie mit einer Verminderung der Magensäurebildung. Metoclopramid erhöht den unteren Ösophagusdruck und beschleunigt gleichzeitig die Magenentleerung, so daß positive Effekte auf die Refluxkrankheit bestehen. Cisaprid beschleunigt die Entleerung der Speiseröhre und des Magens, so daß ebenfalls eine positive Wirkung bei gastroösophagealem Reflux erreicht wird. Die Verminderung der Säurekonzentration im Magen durch Antazida wirkt symptomatisch und wird daher von vielen Patienten mit Sodbrennen häufig benutzt. Eine Abheilung von entzündlichen Veränderungen in der Speiseröhre ist durch Antazida jedoch nicht zu erwarten. Die wirkungsvollste Substanz für die Behandlung einer Refluxösophagitis ist das Omeprazol, wo Dosierungen zwischen 20 und 40 mg tgl. signifikant häufiger als H_2-Blocker zu einer Abheilung der Entzündung führen. H_2-Blocker (z. B. Ranitidin mit 150–300 mg 1- bis 2mal tgl.) eignen sich zur Behandlung der Refluxkrankheit ohne Entzündung der Speiseröhre. Bei vielen Menschen mit Refluxbeschwerden wird man eine Kombination des säurereduzierenden Prinzips mit einer Verbesserung der Motilität an der Speiseröhre einsetzen, z. B. einen H_2-Rezeptorblocker mit Metoclopramid oder Cisaprid. Bei sekundärer Refluxkrankheit, z. B. einer Magenausgangsstenose, muß neben den eben beschriebenen Therapiemöglichkeiten auch die chirurgische Beseitigung der Ursache erwogen werden.

Reizmagen (Non-Ulkus-Dyspepsie)

Der Reizmagen mit den Synonymen nervöser Magen, funktionelle Dyspepsie, essentielle Dyspepsie, Non-Ulkus-Dyspepsie (NUD) gehört zu den häufigsten gastroenterologischen Erkrankungen überhaupt. Eine prospektive Untersuchung an der deutschen Klinik für Diagnostik in Wiesbaden ergab, daß 55 % der Patienten mit abdominellen Beschwerden eine funktionelle Störung hatten. Bei 40 % dieser funktionell gestörten Patienten stand ein Reizmagen im Vordergrund, teilweise kombiniert mit Symptomen eines irritablen Darms [3]. Die klassischen Symptome des Reizmagens bestehen in epigastrischen Schmerzen, die sowohl nach Nahrungsaufnahme als auch im Nüchternzustand auftreten können, dazu Völlegefühl, Druck im Oberbauch, Neigung zu Übelkeit und Aufstoßen.

In den letzten Jahren wurden vermehrt Versuche unternommen, das Krankheitsbild des Reizmagens pathogenetisch besser zu verstehen [7]. Diese Bemühungen haben zu einer Unterteilung in 4 größere Gruppen geführt (Tabelle 3). Man kann einen säureassoziierten Typus mit ulkus- oder refluxähnlichen Symptomen beschreiben (30–40 % der Patienten). Demgegenüber steht eine Gruppe von Menschen, bei denen die Symptome des Reizmagens vor allen Dingen in Druck-, Völlegefühl und Schmerzen nach der Nahrungsaufnahme bestehen. Man kann hier nicht selten eine veränderte Antrummotilität nachweisen (25–50 % der Patienten) [4]. Wahrscheinlich gibt es auch eine Untergruppe, die mit dem Befall mit Helicobacter pylori bzw. der durch ihn verursachten Gastritis assoziiert ist, deren Symptomprofil aller-

Tabelle 3. Non-Ulkus-Dyspepsie: mögliche Subtypen

Säureassoziierte (30–40 %)	Ulkusähnlich, refluxähnlich
Motilitätsassoziiert (25–50 %)	Druck, Völle, Schmerz in 30 % mit Colon irritabile
Helicobacter-gastritisassoziiert (ca. 10–20 % ?)	Kein bestimmtes Symptomprofil
Idiopathisch (? %)	Keine Assoziation erkennbar. Psyche? Äußere Faktoren?

dings nicht gut definiert ist (10–20 %). Schließlich verbleibt eine idiopathische Gruppe, bei der die Assoziation mit einer Ursache nicht erkennbar ist. Möglicherweise spielen hier äußere Faktoren oder die Psyche eine Rolle.

Bei dem säureassoziierten Typus liegt die Ursache wahrscheinlich in einer Verminderung der Sensibilitätsschwelle in der Magenwand gegen die Säurewirkung. Die Säuresekretion ist bei diesen Patienten nicht erhöht. Studien haben auch gezeigt, daß das Beschwerdeprofil nicht von bestimmten Säurekonzentrationen abhängt. Der individuelle Faktor des Patienten mit der Konditionierung seiner Chemorezeptoren in der Magenwand scheint die Hauptrolle zu spielen. Es liegt nahe, hier Einflüsse vom zentralen Nervensystem und damit der Psyche anzunehmen, obwohl der Beweis schwer zu erbringen ist. Genauere Meßdaten liegen für die Untergruppe mit Motilitätsstörung des Antrums vor. Es wurde gezeigt, daß man in Kombination mit dem Reizmagen eine Verminderung der Antrummotilität und eine Verminderung der Magenentleerung bei bestimmten Patienten nachweisen kann. Symptomatisch ist dieser „Motilitätstyp" des Reizmagens mit Völle- und Druckgefühl gekoppelt.

Am unsichersten ist die Beziehung des Reizmagens zur Helicobacter-pylori-assoziierten Gastritis. Ein bestimmtes Symptomprofil besteht nicht. Untersuchungen, die im Vergleich von Patienten mit Symptomen des Reizmagens und unausgewählten Blutspendern durchgeführt wurden, haben gezeigt, daß eine Helicobacter-pylori-assoziierte Gastritis bei Patienten mit Reizmagen häufiger vorkam als bei den entsprechenden Blutspendern [6]. Dies könnte darauf hindeuten, daß in der Tat eine Untergruppe existiert, bei der die Symptome des Reizmagens durch die Gastritis verursacht werden. Schließlich besteht eine nicht zu bestimmten Ursachen assoziierbare Gruppierung als idiopathische Form des Reizmagens. Hier hat man vor allen Dingen nach psychischen Einflüssen gesucht. Angst, Depressionen und Neurotesierungstendenzen sind bei Patienten mit Reizmagen ausgeprägter als bei den Kontrollpopulationen ohne Magenbeschwerden. Die Unterschiede sind aber relativ gering. Im Vergleich mit Kontrollgruppen zeigte sich, daß streßassoziierte Lebensereignisse bei Menschen mit Reizmagen nicht häufiger vorkommen. Es könnte aber sein, daß die Streßverarbeitung bei diesen Patienten anders verläuft und zu Beschwerdekomplexen am Magen-Darm-Trakt führt [8].

Die skizzierten möglichen ätiologischen und pathogenetischen Assoziationen geben Hinweise für Therapieansätze (Tabelle 4). Geht man von den Symptomen aus, so bieten sich für den „Säuretyp" des Reizmagens Medikamente an, welche die Säure reduzieren (Antazida, H_2-Rezeptorblocker, Pirenzepin). Die Studien zur Wirkung dieser verschiedenen Substanzen auf die NUD sind allerdings widersprüchlich. Auch Plazebopräparate haben einen günstigen Effekt auf Nüchternschmerzen, Sodbrennen und Brennen im Bereich des Epigastriums. Der fehlende Nachweis einer direkten Wirkung in größeren Studien liegt wahrscheinlich an der Auswahl der Patienten, da diese nur schwierig nach ihren Untertypen primär zu klassifizieren sind. Es handelt sich also immer um Mischkollektive.

Für den „Motilitätstyp" des Reizmagens bestehen heute verschiedene gut wirksame Möglichkeiten mit prokinetischen Medikamenten, welche die Magenentleerung beschleunigen:

- Metoclopramid (Paspertin) 3mal 10–20 mg,
- Domperidon (Motilium) 2mal 10–30 mg,
- Cisaprid (Propulsin) 3mal 10 mg.

Für alle Substanzen liegen positive Untersuchungen zur Wirksamkeit vor.

Das klassische Medikament ist das Metoclopramid, bei dem neben der günstigen Wirkung auf die Magenentleerung noch der antiemetische Effekt ausgenutzt werden kann. Viele dieser Patienten haben zusammen mit ihren Magenbeschwerden auch das Gefühl

Tabelle 4. Non-Ulkus-Dyspepsie; therapeutische Ansätze

Äußere Faktoren	Abstinenz, individuelle Diät
Psychische Probleme	Beratung
Säuretyp	Antazida, H_2-Blocker, Pirenzepin
Motilitätsstörung	Prokinetika
Helicobacter-assoziiert	Wismut, antibakteriell?

der Übelkeit. Alternativ und sukzessiv können Domperidon und Cisaprid eingesetzt werden. Hier bestehen allerdings keine Wirkungen auf die mögliche Übelkeit.

Da die primäre Klassifizierung bei Patienten mit Reizmagen häufig schwierig ist, wird man sich dann zu Beginn entweder für das prokinetische oder das säurereduzierende Prinzip entscheiden. In Abb. 1 ist dargestellt, daß man unter Umständen die Medikation nach einer gewissen Zeit wechseln muß. Es kann sein, daß die Säurereduzierung nicht zu dem gewünschten Erfolg führt. Nach 2–4 Wochen kann man dann Prokinetika einsetzen oder umgekehrt mit Prokinetika beginnen und nach einer gewissen Zeit H_2-Blocker oder Pirenzepin an ihrer Stelle geben. Auch Kombinationen sind natürlich individuell möglich. Die Therapie wird in der Regel für 4–6 Wochen durchgeführt. Die Stärke der Beschwerden muß dann darüber entscheiden, wie lange man sie weiterführen will, oder ob ein Absetzen gerechtfertigt ist. Ein erneuter

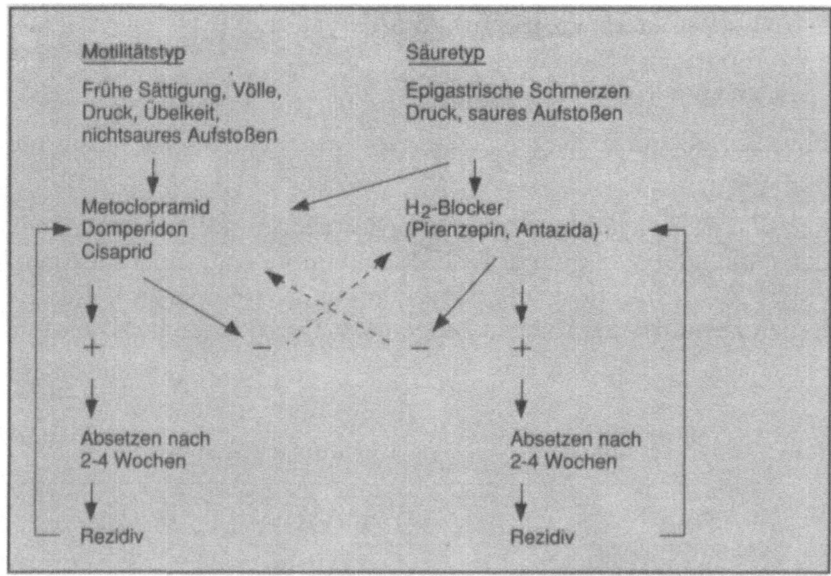

Abb. 1. Die Therapie der Non-Ulkus-Dyspepsie richtet sich nach den Beschwerden des Patienten. Für die häufig verordneten Antazida konnte in verschiedenen Studien keine höhere Wirksamkeit gegenüber Plazebo nachgewiesen werden

Therapieansatz ist bei Wiederauftreten der Beschwerden zu
überlegen.

Ob die mit dem Helicobacter pylori assoziierte Gastritis bei
Menschen mit Reizmagen spezifisch behandelt werden soll, ist
eine Ermessensfrage. Wir behandeln nur in Ausnahmefällen bei
Resistenz gegen die klassischen Prokinetika bzw. säurereduzierenden Mittel mit einer Kombination von Wismut und 1–2 Antibiotika für 10 Tage. Studien, die einen eindeutigen Dauererfolg mit
Beseitigung der Symptome des Reizmagens durch eine spezifische
gegen den Helicobacter pylori gerichtete Therapie belegen, fehlen
noch und müssen daher abgewartet werden.

Gastroparese

Eine stärkere Gastroparese mit Stase von Nahrung und Flüssigkeit
im Magen ist ein seltenes Ereignis. Falls ein mechanisches
Hindernis mit Magenausgangsstenose nach Ulzerationen vorliegt,
sollte dieses operativ beseitigt werden. Es gibt hiervon unabhän-
gige Gastroparesen, sowohl beim Diabetes mellitus als auch nach
Röntgenbestrahlung im Bereich des Oberbauchs, nach Vagoto-
mien und in einer Untergruppe unerkennbarer Ursache (idiopathische Gastroparese). Die interdigestiven und postprandialen
Motilitätsmuster sind bei diesen Patienten deutlich reduziert oder
aufgehoben. Während bei Diabetes mellitus in der Praxis das
Problem nicht so bedeutend ist, da die Restfunktion des Magens in

Tabelle 5. Therapie der Gastroparese

Carbachol	Als cholinerger Agonist über muskarinerge Rezeptoren
Metoclopramid und Domperidon	Steigerung der antralen Motilität und Beschleunigung der Magenentleerung, antiemetischer Effekt
Cisaprid	Steigerung der Magenentleerung
Erythromyzin	Induziert migrierenden motorischen Komplex, Steigerung der Magenentleerung für feste Bestandteile, nicht Flüssigkeiten

der Regel ausreicht, können idiopathische Gastroparesen und Zustände nach Bestrahlungen schwere Probleme bereiten. Grundsätzlich ist für die Behandlung von Gastroparesezuständen eine Differentialtherapie mit verschiedenen Medikamenten möglich (Tabelle 5) [5]. Man wird sich der Wirkungen von Carbachol, Metoclopramid, Domperidon, Cisaprid oder auch Erythromyzin bedienen, um in getrenntem Einsatz das wirkungsvollste Medikament herauszufinden. Erythromyzin ist ein besonders starker Induzierer von migrierenden motorischen Komplexen in der Magen- und Darmwand. Es sollte aber den Fällen vorbehalten werden, bei denen durch Metoclopramid bzw. Cisaprid kein Effekt mehr erreicht werden kann.

Zusammenfassung

Bei den dargestellten Motilitätsstörungen am oberen Gastrointestinaltrakt von der Speiseröhre bis zum Zwölffingerdarm bestehen heute eine Reihe von Möglichkeiten, die Motilität fördernd oder relaxierend zu beeinflussen. Diese Möglichkeiten sind in Tabelle 6 zusammengefaßt. Der Mechanismus der einzelnen Substanzen unterscheidet sich und reicht von dem cholinergen Antagonismus über eine direkte muskulotrope Wirkung zum cholinergen Agonismus, dopaminergen Antagonismus und zum Agonisten des Motilins. Einzelheiten sind der Tabelle 6 zu entnehmen. Je nach gewünschtem Effekt muß man sich also differentialtherapeutisch der verschiedenen Medikamente gezielt bedienen. Die Möglichkeiten für die Differentialtherapie haben sich in den letzten Jahren bedeutend verbessert. Sie sollten auf der Basis einer differenzierten Diagnostik besser als früher möglich eingesetzt werden. Die weitere Aufklärung von Pathogenese und Ätiologie der Motilitätsstörungen, vor allen Dingen am Magen, wird die Möglichkeiten noch verbessern.

Tabelle 6. Verschiedene Substanzen mit Wirkung auf die Motilität am oberen Gastrointestinaltrakt (*GI-Trakt* Gastrointestinaltrakt, *UÖS* unterer Ösophagussphinkter). (Nach [2])

Substanz	Mechanismus	Effekt	Einzel-Dosierung [mg]
Atropin	Cholinerger Antagonist	Gesamter GI-Trakt: Relaxation	0,25– 0,5 i.v.
Isosorbiddinitrat	Direkt muskulotrop	UÖS: Relaxation	5– 10 sublingual
Nifedipin	Direkt muskulotrop	UÖS: Relaxation	10– 20 p.o.
Carbachol	Postsynaptischer cholinerger Agonist	Gesamter GI-Trakt: prokinetisch	2 p.o. 0,25 sic.
Metoclopramid	Dopaminerger Antagonist (cholinerger Agonist)	Ösophagus, Magen, oberer Dünndarm: prokinetisch	10– 20 p.o.
Domperidon	Dopaminerger Antagonist	Ösophagus, Magen, oberer Dünndarm: prokinetisch	10 p.o.
Cisaprid	Präsynaptischer cholinerger Agonist	Gesamter GI-Trakt: prokinetisch	10– 20 p.o.
Erythromyzin	Motilinagonist	Antrum, Duodenum: prokinetisch	40–200 i.v.

Literatur

1. Bielefeldt K, Berges W (1989) Therapie der funktionellen Dysphagie. Dtsch Med Wochenschr 114:1450–1455
2. Layer P, Allescher P (1992) Therapie bei Motilitätsstörungen. In: Goebell H (Hrsg) Gastroenterologie. Urban & Schwarzenberg, München, S 360
3. Linhart P (1987) Epidemiologie von funktionellen Störungen des Verdauungstrakts. In: Hotz J, Rösch W (Hrsg) Funktionelle Störungen des Verdauungstrakts. Springer, Berlin Heidelberg New York, S 5–13

4. Malagelada JR, Stanghellini V (1985) Manometric evaluation of functional upper gut symptoms. Gastroenterology 88:1224–1231
5. Malagelada JR, Rees WDW, Mazzotta LJ, Go VLW (1980) Gastric motor abnormalities in diabetic and postvagotomy gastroparesis: effect of metoclopramide and bethanechol. Gastroenterology 78:286–293
6. Shallcross TM, Rathbone BJ, Heatley RV (1989) Campylobacter pylori and non-ulcer dyspepsia. In: Rathbone BJ, Heatley RV (eds) Campylobacter pylori and gastroduodenal disease. Blackwell, Oxford, pp 155–166
7. Talley NJ, Phillips SF (1988) Non-ulcer dyspepsia: potential causes and pathophysiology. Ann Int Med 108:865–879
8. Talley NJ, Phillips SF, Bruce B et al. (1990) Relation among personality and symptoms in nonulcer dyspepsia and the irritable bowel syndrome. Gastroenterology 99:327–333

Die moderne weiterführende Literatur findet sich in Goebell H (Hrsg) (1992) Gastroenterologie, 2 Bde. Urban & Schwarzenberg, München. Insbesondere wird auf folgende Abschnitte verwiesen:

Layer P, Kölbel CBM, Magen-Dünndarmmotilität, Bd 1, S 49–52;

Berges FW, Symptome gestörter Speiseröhrenfunktion, Bd 1, S 83–86;

Wienbeck M, Entzündliche Erkrankungen der Speiseröhre, Bd 2, S 385–392;

Hotz J, Dyspeptische Beschwerden, Bd 1, S 106–107;

Layer P, Allescher HD, Therapie bei Motilitätsstörungen, Bd 1, S 360–366;

Berges FW, Funktionelle Erkrankungen der Speiseröhre, Bd 2, S 377–384;

Hotz J, Reizmagen, Bd 2, S 417–426.